HACER DIETA ENGORDA

HACER DIETA ENGORDA

GABRIELA URIARTE

VERGARA

Papel certificado por el Forest Stewardship Council®

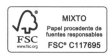

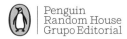

Primera edición: noviembre de 2021

Printed in Spain – Impreso en España

ISBN: 978-84-18620-20-1
Depósito legal: B-15.053-2021

Compuesto en M. I. Maquetación, S. L.

Impreso en Gráficas 94, S. L.
Sant Quirze del Vallès (Barcelona)

VE 2 0 2 0 1

*A ti, que has entendido que la salud
va de dentro hacia fuera*

ÍNDICE

INTRODUCCIÓN
LA CULTURA DE LA DIETA

Desde que nacemos nos pesan. Anotan nuestro peso en un cuadernito que nos acompañará durante todo nuestro desarrollo. Este hecho no es exclusivo de los países del primer mundo, se hace a lo largo y ancho del globo terráqueo. No es de extrañar, ya que un bajo peso al nacer se relaciona con problemas de desarrollo y enfermedades, y se monitoriza el peso con la motivación de monitorizar a su vez el desarrollo de los niños y niñas. Sea como fuere, la altura y sobre todo el peso es un factor que está presente y relacionado con la salud y es la norma desde que venimos al mundo, independientemente de en qué contexto socioeconómico o país lo hagamos.

Pero no te digo nada nuevo si te cuento que en la vida adulta esto no desaparece: nos pesan para casi todo. Si a esto sumamos la cultura de la dieta en la que vivimos tenemos el cóctel perfecto para, con la excusa de la salud, perder, precisamente, LA SALUD.

QUÉ ES LA CULTURA DE LA DIETA

La cultura de la dieta es un sistema de creencias que premia la delgadez, promueve la pérdida de peso como un medio para alcanzar un estado superior, oprime a las personas que no encajan con la supuesta imagen de «salud» y que perjudica seriamente a las mujeres, personas trans, personas con cuerpos grandes, personas de color y personas con discapacidad, hasta el punto de dañar tanto su salud mental como física.

Las dietas y la excusa de cuidarnos nos proporcionan una visión dicotómica de la salud y la alimentación: o estás bien o estás mal, o lo haces bien o lo haces mal; en definitiva, eres bueno, apreciable y merecedor de reconocimiento o, por el contrario, eres malo, despreciable y merecedor de los comentarios más crueles, eso sí, emitidos «por tu salud».

Si tienes sobrepeso u obesidad, ¿cuántas veces has tenido que oír: «Tienes que perder peso, te lo digo por tu salud». Pero aunque nunca hayas tenido sobrepeso y obesidad, ¿cuántas veces has tenido que escuchar consejos de otros con la coletilla «... te lo digo por tu salud»?

Pero detengámonos aquí un segundo: «Tienes que perder peso, te lo digo por tu salud». ¿Perder peso siempre conlleva ganar salud?

Según la sociedad está claro que sí. Cuando nos encontramos con alguien que no vemos hace tiempo y ha perdido mucho peso instintivamente le piropeamos asumiendo que está mucho mejor que antes. Imagínate que esa persona está pasando por una depresión severa y que por eso ha perdido tanto peso, o padece anorexia u otro trastorno de la conducta alimentaria. No nos culpo, esto es parte de la cultura de la dieta en la que vivimos. Pero vamos a ver qué considera que es salud la máxima organización mundial de salud. Según la OMS:

«La salud es un estado de completo bienestar físico, mental y social, y no solo la ausencia de afecciones o enfermedades».

Así se definió el concepto el 7 de abril de 1948. La definición no ha sido modificada desde entonces. Por tanto, perder peso, teniendo en cuenta la definición de la OMS, dependiendo de cuál sea el motivo o cómo se haya producido, no equivale necesariamente a estar más saludable.

Y aquí nos damos de bruces con el estigma del peso y la gordofobia. Donde socialmente relacionamos delgadez con salud y éxito y obesidad con falta de voluntad y vagancia. La gordofobia es la más común, pero no es la única clase de estigma relacionado con el peso. A las personas con bajo peso o con poca masa muscular las suelen catalogar como personas enfermas. Esto afecta sobre todo a las mujeres, pero también a los hombres, cuando son de constitución menuda o poco musculosa y tienen un índice de grasa bajo. Está tan normalizado que no nos damos cuenta, en el Matrix en que vivimos. No quiero que se me entienda mal, soy nutricionista y, por tanto, sanitaria: nadie aboga más que yo por un estilo de vida saludable, pero obsesionarse con estar saludable no es salud; es obsesión. La preocupación por la salud, si solo se aplica a las personas grandes, no es preocupación; es gordofobia. La promoción de la salud no tiene que ver con tener un cuerpo u otro, sino con saber reconocer las señales de hambre y saciedad, con que hagas ejercicio porque te gusta y no porque te odias, con que tengas una buena relación con la comida y con tu entorno, con que comas sin culpa, con que aceptes tu cuerpo, con que tengas recursos para gestionar el estrés, con que descanses bien... Asumir el estado de salud de una persona solo por el tamaño de su cuerpo, y creer que está más sana si está más delgada, es gordofobia.

Mi intención con este libro es que salgas del Matrix de la cultura de la dieta. Que identifiques la gordofobia y la violencia que ejerce la cultura de la dieta en las personas con cuerpos no normativos, con sobrepeso u obesidad y aprendas a relacionarte de manera saludable con la comida y con tu cuerpo.

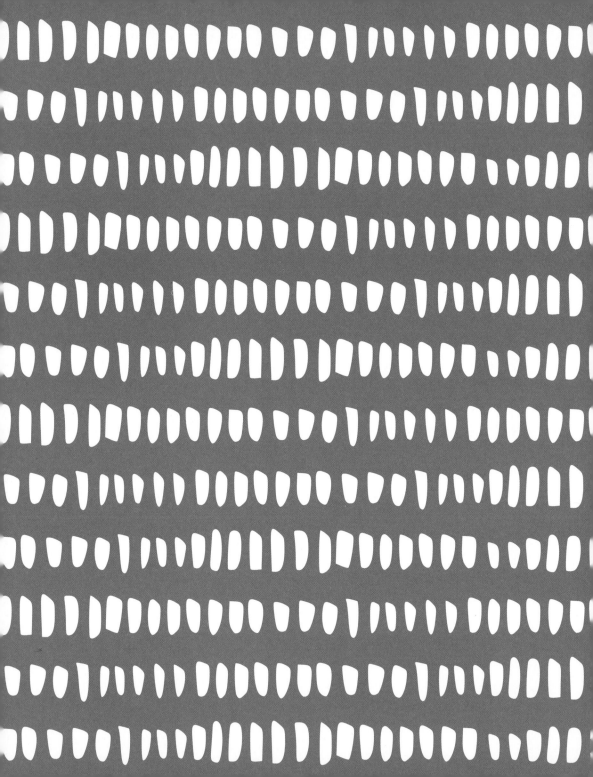

CAPÍTULO 1

HACER DIETA ENGORDA

Cuando digo que hacer dieta engorda me refiero a un tipo de dieta muy específico: a las que son **pautas MUY hipocalóricas, que prohíben grupos de alimentos.** Si consigues seguirlas te hacen perder peso muy rápido a costa de tu músculo y del agua; suelen ir acompañadas de recomendaciones accesorias ilógicas, como el orden a la hora de ingerir los alimentos o reglas de horarios de ingesta y **contribuyen a empeorar tu relación con la comida y tu imagen corporal.**

Este tipo de dietas crecen como champiñones en periodos concretos del año para cazar a las presas más vulnerables que, víctimas de la urgencia, caen en estos planes ridículos y peligrosos para la salud.

Esto se da con tanta frecuencia que podríamos caricaturizar el ciclo vicioso del dietante crónico...

Enero. Buenos propósitos, «ahora sí que sí tengo que ponerme a rajatabla porque he subido mucho en Navidades».

Febrero-marzo. *Hace dieta* a rajatabla, baja muchísimo, además sin hacer ejercicio. Se ve bien aunque nota que se obsesiona con ciertas cosas. Tiene muchas ganas de comer chocolate y illeva dos meses sin poder comerlo!

Abril. Empieza a pensar, «bueno por un poco... ya me veo mejor». Ese poco lleva a más, a más, a más... y empiezan los atracones. Se empieza a sentir mal, pero a la vez comer le calma. Sube de peso rapidísimo.

Mayo. «Me siento fatal y me veo fatal. En julio me voy a la playa, itengo que ponerme de nuevo a rajatabla! iSe acabó! Nada de chocolate, nada de alcohol, nada de carbohidrato, pura lechuga pechuga».

Junio-julio. De nuevo, *hace dieta* a rajatabla, baja muchísimo, además sin hacer ejercicio. Se ve bien, aunque nota que se obsesiona con ciertas cosas. Tiene muchas ganas de comer chocolate y illeva dos meses sin poder comerlo!

Julio-agosto. «Estoy en la playa, lo he conseguido. Hay chocolate. Bueno, por un poquito...». Ese poco lleva a más, a más, a más... y empiezan los atracones. Se empieza a sentir mal, pero a la vez comer le calma. Sube de peso rapidísimamente.

Septiembre. «iMe veo fatal! Bueno, cuando los niños empiecen el cole inos ponemos de ramadán! Si es que me siento fatal, no tengo fuerza de voluntad y encima engordo rapidísimo».

Octubre-noviembre. Una vez más, *hace dieta* a rajatabla, baja muchísimo, además sin hacer ejercicio. Se ve bien, aunque nota que se obsesiona con ciertas cosas. Tiene muchas ganas de comer chocolate y illeva dos meses sin poder comerlo!

Diciembre. «Menudo mes me espera: cena de empresa, con los amigos, con los padres del cole de los niños, Nochebuena, Navidad, madre mía! Pues en enero me pongo, sin duda».

Este patrón de **estar siempre a dieta**, como estilo de vida, engorda a lo largo de los años, lo cual resulta realmente paradójico: cómo personas que han cuidado más que nadie su alimentación llevan años sin poder controlarla. Engordar y adelgazar como un yoyó tiene consecuencias descritas con profusión en la literatura científica: una de ellas y la más común es el descenso del metabolismo por la pérdida de masa muscular y, además, por el descenso de una hormona que se llama leptina. La leptina es una de las responsables en inducirnos la sensación de saciedad, regula nuestro apetito e incrementa el gasto calórico y metabólico. Cuando una persona pierde gran cantidad de kilos drásticamente con una dieta como de las que hablábamos antes, sus niveles de leptina también se reducen.

Si recupera todo o gran parte de ese peso los niveles de leptina suben, pero no tanto como deberían. Esto tiene como resultado que, aparte de recuperar el peso perdido porque nadie puede sostener ese formato de dieta muchos meses, se encuentra más hambriento que al principio por esa insuficiente recuperación de leptina. Así se explica en un artículo publicado en la revista *Obesity*. Las variaciones bruscas de peso o el efecto de periodos de restricción severa y consecutiva gran ingesta de alimentos se ha comprobado que tienen efectos en la mortalidad y el desarrollo de enfermedades cardiovasculares. La investigación analizó datos de más de seis millones de personas y concluyó que las fluctuaciones de peso constantes, así como las variaciones en niveles de colesterol, glucosa y presión arterial, se relacionan con un mayor riesgo de sufrir un accidente cardiovascular, un accidente cerebrovascular y de morir por diferentes causas.

Si a esto le sumamos que la mayor parte de las personas recupera el peso perdido cuando hace dieta no nos queda más que optar y apostar por una estrategia a largo plazo que permita mantener la pérdida a largo plazo y que por el camino no perdamos, además del peso, la salud mental. Hemos visto un ejemplo de cómo estar a dieta puede afectar a nuestro metabolismo, pero también nos afecta en otros aspectos.

¿ESTO ES DE DIETA? LA TRAMPA DE LA PROHIBICIÓN

El común denominador de este tipo de dietas es la restricción parcial o total de algunos alimentos. Por eso nuestros clientes a menudo nos preguntan: ¿esto se puede? ¿Esto es de dieta? Los problemas de hacer listas de alimentos permitidos y prohibidos son varios:

ESTAMOS GENERANDO UNA IMPOSICIÓN, POR TANTO, UNA PÉRDIDA DE CAPACIDAD DE ELEGIR

Cuando hay un alimento prohibido en una dieta, las opciones se reducen a: estoy haciendo bien porque no me lo como o estoy haciendo mal porque me lo he comido. Y es ahí cuando surgen los pensamientos de «ya, total...», «empiezo el lunes...», porque es un TODO o NADA desde el principio: o está bien o está mal o me lo como o no me lo como. Esto ocurre porque ya nos hemos saltado la norma, no hay matices: o haces bien o haces mal; se refuerza la dicotomía del bien y mal tan típica de la cultura de la dieta.

Momentos después de saltarnos la prohibición llega el malestar: me siento fatal por no haber podido aguantarme y mi autoestima se va lesionando cada vez que me salto la prohibición.

La prohibición es la mayor trampa que nos pueden poner, o que nos podemos poner a nosotros mismos porque nos privamos de la libertad de elegir y, en consecuencia, será irrenunciable.

EL SEGUNDO PROBLEMA QUE HAY EN LA PROHIBICIÓN DE ALIMENTOS ES QUE SE FOMENTA LA EVITACIÓN

La evitación promueve, además, que nuestras elecciones alimentarias se vean supeditadas a la disponibilidad de alimento. ¿Has tenido alguna vez la sensación de que si traen ciertos alimentos «prohibidos» a casa no vas a poder evitar comerlos?

Esto en realidad es fruto de la prohibición, que hace que lo prohibido sea irrenunciable.

Cuando evitamos relacionarnos con un alimento no aprendemos a cómo comerlo, por lo que las posibilidades de relacionarnos de un modo compulsivo con él aumentan mucho, así como los miedos hacia él.

He tenido en consulta a personas que, literalmente, tenían miedo al pan y al aceite. No podemos aprender a relacionarnos y mucho menos a disfrutar de un alimento del que huimos. La prohibición satisface de forma momentánea la necesidad de control cuando nos sentimos descontrolados.

¿Te suenan de algo estas expresiones?: «Bueno, hoy ya da igual pero el lunes ¡me pongo a rajatabla!» «¡Nada de chocolate ni galletas!, ¡ejercicio todos los días!» Es un laberinto sin salida, del que la única manera de salir es liberándose de la prohibición. Para muchas personas supone un acto de fe, pero por paradójico que parezca, cuanto menos intento controlar algo, menos pienso en ello.

Si no me lo prohíbo, me permito renunciar a ello cuando esté disponible y disfrutarlo en la medida que desee cuando quiera. En realidad, al eliminar las prohibiciones lo que conseguimos es salir del todo o nada del blanco o negro y adquirir la escala de grises. Además, la sensación de sacrificio, esfuerzo y frustración no será alta, por lo que las probabilidades de mantener ese patrón de alimentación aumentarán muchísimo.

Paradójicamente, queremos liberarnos del peso que cargamos, de lo mal que nos sentimos desde el control y la prohibición. Si piensas que sufriendo conseguirás los resultados que buscas, déjame decirte que nada más lejos de la realidad.

Solo trabajando desde la compasión, el entendimiento y buscando la alianza contigo mismo, conseguirás el cambio que buscas. Trabajar en aceptar nuestras necesidades y emociones, validarlas y atenderlas como se merecen y hacernos responsables de nosotros desde la compasión y no desde la culpa y la urgencia.

Para solucionar algo que me pasa, tendré que entender por qué me pasa. Por eso en este proceso es vital contactar con un psicólogo.

Cuanto más intentamos controlarnos, en vez de entendernos, más desconectados vamos a estar y más difícil va a ser cambiar y, por lo tanto, avanzar.

En consulta suele confundirse el no restringir con comer todo el rato lo que nos apetezca, y esto no es así. Afortunadamente, tenemos la capacidad de elegir lo que nos conviene para conseguir acercarnos a un bien mayor.

¿Te apetece todos los días ir a trabajar? A mí no, pero voy porque sé que esa elección es la que me acerca a un bien mayor: poder pagar la casa, el colegio de los niños... Permitirme comer o no restringirme me devuelve la capacidad de elegir, es decir, de hacerlo o no.

La pregunta del millón suele ser: ¿se puede perder peso y llevar una alimentación sin prohibiciones? Sí. Se puede y se debe.

Lo primero es desaprender lo aprendido en todas esas «dietas» que, en esencia, no eran más que reglas y prohibiciones. Una vez que conseguimos liberarnos, es el momento de incluir la educación alimentaria adecuada y con ella una reestructuración de la alimentación en la medida que se necesite (siempre en compañía de una persona dietista-nutricionista) para fomentar un déficit calórico.

El planteamiento dietético debe irrevocablemente generar un hábito y un espacio para disfrutar de la comida, para que se mantenga a lo largo de la vida y con él, el peso perdido. En ningún caso debe ser algo con fecha de caducidad, sino una nueva manera de comer que incluya las herramientas necesarias para gestionar diferentes áreas relacionadas con la alimentación, como comer fuera de casa u organizar los menús familiares. Y lo más importante, mejorar la composición corporal debe ser la consecuencia, no el objetivo.

EL ACTO DE COMER Y LA RELACIÓN CON LA COMIDA

El acto de comer y la relación que tenemos con la comida van más allá de la necesidad de nutrirnos. De igual manera que el sexo, además de tener como finalidad la reproducción, cumple otras funciones, como el placer. Podemos sentir la necesidad de comer por hambre o por otros motivos sociales, culturales, estacionales, afectivos..., por ejemplo, a mí me apetece comer la tortilla de patatas de mi abuela y no otra. Por tanto, el hambre o el acto de comer no tienen como única finalidad la nutrición, sino que cumplen otras necesidades, y esto es algo inherente a nosotros, no es patológico.

Es natural que tengamos motivaciones para comer, aparte de las puramente fisiológicas, es decir, más allá de tener hambre real. Por eso es fundamental atenderlas para realizar un cambio de alimentación saludable y duradero en el tiempo. Cuando intentamos modificar la comida o la dieta para conseguir un cambio corporal para un fin mayor es cuando empezamos a luchar contra nosotros mismos.

En consulta muchas veces escuchamos cosas como «quiero perder peso para sentirme bien». Es decir, quiero manipular cómo me alimento para bajar de peso porque me siento mal y quiero sentirme bien, aceptarme, quererme, ganar seguridad...

Como explican muy bien los psicólogos de mi equipo, «si buscamos modificar nuestra alimentación para modificar nuestro cuerpo por un objetivo que nada tiene que ver con la alimentación o nuestra imagen, lo único que conseguiremos es empeorar nuestra relación con la comida». En realidad, estamos intentando modificar algo emocional y de sensaciones por medio de algo que le es ajeno, como es la comida o la pérdida de peso.

Además, el hacer continuamente dietas para modificar nuestro cuerpo hace que perdamos la capacidad de elegir: ya no hay motivación interna o hambre, comemos cuando dice la dieta que comamos y eso nos hace desaprender.

En consulta veo mucho ese popurrí de mitos y restricciones que han ido calando profundamente y nos ha ido despojando de la libertad. Sin conocimiento no hay libertad; por eso es muy importante reevaluar todo lo que creemos que sabemos para desaprender muchas cosas y tener un conocimiento real sobre alimentación. Este conocimiento es fundamental ponerlo en práctica. Tener muchos libros de cocina no te enseña a cocinar, es muy importante lanzarse y ponerlo en práctica. Y, al igual que con cualquier otro aprendizaje, debemos tener en cuenta que va a ser gradual.

Los dietistas y dietistas-nutricionistas no esperamos nunca la perfección y mucho menos cuando empiezas a poner en práctica la reestructuración de tu alimentación. Como cualquier otro aprendizaje, requiere de práctica y de prueba y error para que se interiorice. Una vez que estos conocimientos y el nuevo patrón de alimentación se interiorice hablaremos de hábitos y, por tanto, de automatismos. Ocurre como cuando aprendemos a conducir: el primer día nos aturulla tanto pedal, palanca, norma o cosas a las que prestar atención, en cambio, con la práctica y el fallo, llega el día que no tienes que prestar atención para conducir bien, ya que lo hacemos de manera automática.

CAPÍTULO 2

EL PESO
Y LA SALUD

UN CONSEJO FUNDAMENTAL: NO TE PONGAS UN PESO COMO OBJETIVO

Vamos a contextualizar el índice más utilizado mundialmente para entender este tema, el **índice de masa corporal (IMC)**. Se trata del índice más utilizado para determinar si tu peso corporal es el adecuado. Según este solo con el peso corporal total en kilogramos y la estatura se puede determinar si tienes sobrepeso u obesidad.

$$IMC = peso (kg)/altura (m)^2$$

El IMC o índice de Quetelet fue inventado hace doscientos años por Adolphe Quetelet, un académico con estudios de astronomía, matemáticas, estadística y sociología. Cabe destacar que Quetelet no era médico ni estudió medicina. De hecho, es conocido como el «padre de la estadística». Quetelet destacó por su trabajo sociológico dirigido a identificar las características del hombre promedio, que, según él, representaba el ideal social. Creía que la media matemática de una población era su ideal y su deseo de demostrarlo dio lugar a la invención del IMC o BMI, por sus siglas en inglés. Esta invención se hizo con participantes franceses y escoceses, es decir, el IMC fue diseñado en el siglo XIX por y para hombres occidentales blancos y europeos.

Es importante señalar que para Quetelet la invención del IMC nunca tuvo como objetivo la salud y mucho menos la medida de la composición corporal o la grasa. Fue diseñado con fines estadísticos, no de salud individual. Es más, hasta principios del siglo XX este índice no se rescató y no lo hizo la comunidad médica, sino las compañías aseguradoras estadounidenses, que lo usaron como referencia para determinar cuánto cobrar a los posibles asegurados. A continuación fueron los médicos los que recurrieron a este para evaluar el peso y, por tanto, la salud de sus pacientes. El IMC se clasificaba así:

Clasificación	IMC (kg/m²)	Riesgo
Normal	18,5-24,9	Promedio
Sobrepeso	25-29,9	Aumentado
Obesidad grado I	30-34,9	Moderado
Obesidad grado II	35-39,8	Severo
Obesidad grado III	Más de 40	Muy severo

Fuente: OMS (Organización Mundial de la Salud)

Esta tendencia alcanzó el punto álgido en los años cincuenta y sesenta del siglo pasado, cuando el afán por tener una medida de peso adecuada era muy grande. Unos años después, el investigador Ancel Keys y más colegas investigadores llevaron a cabo un estudio con 7.500 hombres de cinco países diferentes con el objetivo, a diferencia de Quetelet, de encontrar la mejor herramienta diagnóstico de la medida de grasa corporal.

Respecto al IMC, concluyeron que era la mejor medida de las disponibles, dijeron que diagnostica con precisión la obesidad aproximadamente el 50 por ciento de las veces. En un estudio de 1985 citado con mucha frecuencia, con una muestra de 128 personas, la mayor parte de ellos hombres, se concluye que el índice de Quetelet o IMC es un indicador fiable y apropiado para la medida de la adiposidad.

Una vez contextualizado el principal cribado y método diagnóstico del sobrepeso utilizado en las consultas médicas, es importante puntualizar y entender el IMC. En mi opinión, este índice tiene pros y contras, por lo que es necesario entender hasta dónde nos puede ser de ayuda. En ningún caso debe ser la única medida ni el único punto de corte cuando buscamos medir la adiposidad de las personas. La principal ventaja del IMC es la sencillez de la toma de medidas. Quien más y quien menos tiene una báscula y un metro en casa para saber cuánto pesa y cuánto mide. Por lo que dependiendo de para qué necesitemos ese IMC puede ser útil, ya que la recogida de datos es fácil y rápida. Ahora bien, es precisamente el dato del peso y cómo se hace su recogida el que me parece un auténtico inconveniente al mismo tiempo.

El **peso corporal es la suma de todo nuestro cuerpo**: grasa, músculo, agua, vísceras, esqueleto, contenido de las vísceras, etc., por lo que variaciones en cada apartado influyen hacia arriba o hacia abajo en el peso final total.

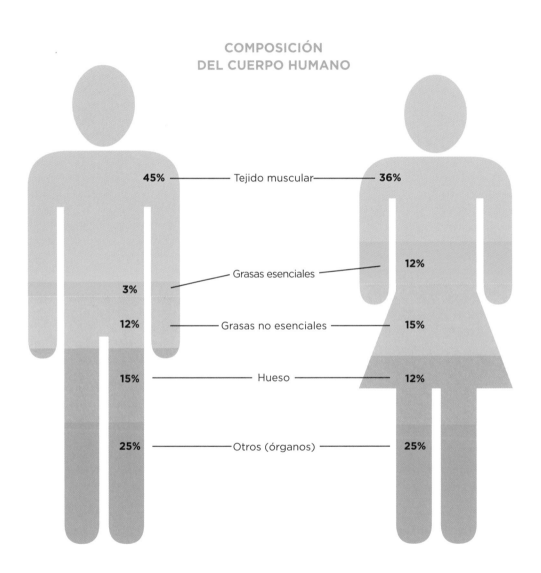

COMPOSICIÓN DEL CUERPO HUMANO

45% — Tejido muscular — 36%

Grasas esenciales — 12%

3% — Grasas esenciales

12% — Grasas no esenciales — 15%

15% — Hueso — 12%

25% — Otros (órganos) — 25%

Diversos factores determinan nuestro peso, como si hemos ido o no al baño, el día del ciclo menstrual en el que nos encontremos o cómo hayamos descansado. Como ves, no he entrado a valorar las variaciones de grasa y músculo, solo el agua corporal puede modificar ampliamente el peso. Además, el peso deja de lado la diversidad corporal, sobre todo la corpulencia o la masa muscular del individuo. De igual manera que existen personas con constitución pequeña, las hay con constitución grande, que pesan más de base y se ven sobreestimadas por el IMC. Otras personas de orígenes étnicos diferentes o mujeres, deportistas, por ejemplo, por su diversidad corporal también son susceptibles de estar mal catalogadas por el IMC. A pesar todo esto, se sigue usando y abusando de la clasificación normativa que brindan el peso y la altura.

POR SI ESTO FUERA POCO ¿HAS OÍDO HABLAR DEL «PESO IDEAL»?

El peso ideal es un término acuñado por la Metropolitan Life Insurance Company en 1943. Su finalidad última no era advertir a la población respecto a su estatus ponderal, sino calcular para los clientes las tarifas de sus seguros de vida. Más impactante aún es que estos puntos de corte «idóneos» basados en peso y constitución se siguen usando en la práctica clínica, a pesar de haber sido muy criticados y haber investigadores y profesionales actualizados que abogan por dejar a un lado la idoneidad de un peso y prefieren valorar íntegramente el estado de salud de la persona.

Otro aspecto importante es la báscula casera. Seamos honestos, ¿cuántas veces le hemos dado un golpe a la báscula del baño? ¿Cuántos años hace que la compramos? No te preocupes, por definición todas las básculas caseras son imprecisas, por lo que, si a lo que comentaba antes, le sumamos que la báscula casera puede estar descalibrada, hace que la obtención del peso objetivo sea difícil.

No digo que el IMC no tenga utilidad, de hecho puede ser útil si se interpreta bien, pero desde luego tiene demasiadas pegas como para tomarlo como medida universal de la adiposidad y mucho menos de salud.

¿CÓMO PUEDO ESTAR SEGURO DE LA EVOLUCIÓN DEL PESO?

Si quieres pesarte en casa, porque por ejemplo estás a dieta, lo más adecuado es hacerlo como mínimo cada 15 días y siempre en condiciones comparables: el mismo día del ciclo menstrual si eres mujer, en ayunas, después de orinar, sin ropa, y el jueves o viernes.

Estos dos días suelen ser más comparables, porque el día anterior es más estándar. Si nos pesamos el lunes, la pega es que los domingos pueden ser muy diferentes: puedo haber tenido una comilona, o haberme pasado el día descansando; todo esto hace que los domingos sean más heterogéneos y, en consecuencia, los lunes también.

Estas son algunas medidas que pueden darte seguridad en la prueba, pero al ser una metodología indirecta nunca podremos darla por buena.

OTRAS MEDIDAS COMPLEMENTARIAS

Para valorar la adiposidad adecuadamente es necesario tener más información. Una vez que nos hemos asegurado de que hemos tomado el peso de forma correcta, podemos tomarnos el índice cintura cadera ICC: necesitaremos el perímetro de la cintura y el de la cadera. El **índice** se obtiene midiendo el perímetro de la **cintura** a la altura de la última costilla flotante, y el perímetro máximo de la **cadera** a nivel de los glúteos. ICC = 0,71-0,85 normal para mujeres. ICC = 0,78-0,94 normal para el hombre.

ÍNDICE CINTURA Y CADERA

El índice cintura cadera nos indica la distribución de la grasa corporal. El índice se calcula diviendo los centímetros de la cintura entre los centímetros de la cadera.

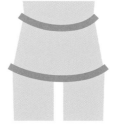

$$ICC = \frac{\text{Perímetro cintura (cm)}}{\text{Perímetro cadera (cm)}}$$

Esta medida, específicamente, nos alerta de un riesgo aumentado de enfermedad cardiovascular, entre otras, ya que es una medida buena para la adiposidad central o abdominal.

Si queremos bajar de peso, estas medidas nos ayudarán a tener otro dato, aparte del peso, que se relaciona bastante bien con la evolución de la grasa corporal. En consulta usamos la bioimpedancia y los pliegues para determinar el porcentaje de grasa corporal. A nivel casero existen básculas que pueden ayudarnos a entender de qué está hecho nuestro cuerpo. Como ves, el peso no es un parámetro fiable por su alta variabilidad dependiendo de cuándo, cómo y con qué se haga la medición y, por tanto, el IMC también.

Cuando queremos mantener o bajar de grasa, las calorías son superimportantes, aunque no son lo único que debemos considerar. Es decir, no solo hay que tener en cuenta que los alimentos sean saludables, sino que la proporción y cómo los combinemos son aspectos fundamentales. En general, todas las dietas convergen en este punto: si te hace perder peso es porque estás en déficit calórico, es decir, comes menos de lo que gastas.

Sin embargo, hay otros muchos factores para tener en cuenta, como el impacto de estas calorías en el organismo: no es lo mismo 1.500 kcal de alimentos ultraprocesados que 1.500 kcal de alimentos que son materia prima como la verdura o el pescado. Este dogma que en sí parece sencillo se hace complicado, ya que existen infinitas variables que pueden afectar a lo que gastamos y a lo que acabamos comiendo.

De hecho, creer que tenemos las riendas de nuestra salud controladas al cien por cien es un error. Hay diferentes determinantes de salud que actúan en distintas proporciones: hay estudios que establecen que un 36 % corresponde a los hábitos individuales, un 24 % a las circunstancias sociales, un 11 % a la asistencia médica... Por ello, a la hora de entender y abordar el factor de riesgo que supone el sobrepeso y la obesidad, es fundamental tener una visión integral de la persona. El exceso de peso, siéndolo también de grasa, es un factor de riesgo como hay otros; no se trata de una enfermedad en sí misma. Este es el motivo por el que puede haber salud en todas las tallas, lo cual no quiere decir que la haya siempre en todas.

CAPÍTULO 3

CONSEJOS (EFECTIVOS) PARA MEJORAR LA COMPOSICIÓN CORPORAL

FÍJATE BUENOS OBJETIVOS

En los capítulos anteriores hemos establecido las consideraciones necesarias para entender cuál debe ser el enfoque si, por ejemplo, queremos mejorar la composición corporal o perder grasa.

Como nutricionista una de las frases que más escucho es: «quiero perder peso». Y uno de los errores más comunes en las consultas es no trabajar adecuadamente el objetivo de nuestros clientes.

Estas son algunas de las preguntas que uso en consulta y que pueden ayudarte a definir bien tu objetivo al empezar una mejora de composición corporal:

CUESTIONARIO DE OBJETIVOS

• ¿Cuál es tu objetivo? Procura formularlo en primera persona y en positivo.

Ejemplo de respuesta: *Quiero mejorar mi composición corporal hasta un porcentaje de grasa saludable.*

• ¿Para qué quieres conseguirlo? Intenta ser lo más específico posible. Evita el «para sentirme bien», ajústalo todo lo que puedas.

Ejemplo de respuesta: *Quiero conseguirlo para tener una vida larga y saludable, poder ser funcional y joven el mayor número de años de mi vida.*

• ¿Cómo de importante es para ti este objetivo, del 0 al 10?

Ejemplo de respuesta: *10.*

• ¿Cuáles crees que son tus principales barreras para conseguirlo?

Ejemplo de respuesta: *El estrés, la falta de organización, y aburrirme de las verduras porque no me gustan mucho.*

• ¿Qué crees que puede ayudarte a gestionar esas barreras? Estrategias, ayuda profesional...

Ejemplo de respuesta: *Sacar momentos para hacer actividades que me ayuden a gestionar el estrés (ejercicio al aire libre, pintar...), organizar la*

compra y un menú semanal atractivo, comprarme libros de recetas sa-
ludables para incorporarlos a los menús, apuntarme a talleres de coci-
na saludable...

- ¿Cuáles crees que son tus principales fortalezas para conseguirlo?

Ejemplo de respuesta: *El objetivo es muy importante para mí, soy muy luchadora, y consigo ser muy organizada en otros aspectos de mi vida.*

- Además de perder grasa, ¿qué otras cosas te gustaría mejorar en tu estilo de vida? Procura dar una respuesta lo más exacta posible.

Ejemplo de respuesta:

1. *El descanso, meterme antes en la cama.*
2. *Menos tiempo delante de las pantallas (apagar el móvil a la noche).*
3. *Invertir más tiempo en cosas que me hagan sentir bien.*
4. *Mejorar mis digestiones.*

Estas respuestas nos servirán de marcadores de éxito a lo largo de tu proceso. Este último punto es muy importante, una de las cosas que más nos cuesta aceptar es que la pérdida de grasa (si es que este fuera nuestro objetivo) tiene que ser a **consecuencia** de un objetivo protagonista y principal, que es llevar una alimentación y un estilo de vida saludables.

Si tomamos como objetivo protagonista y único parámetro de progreso la pérdida de grasa (por no hablar de la pérdida de peso), estamos vendiéndonos a un parámetro que no responde solo a lo que comemos y al ejercicio que hacemos, como hemos explicado anteriormente.

Aunque tu objetivo sea perder peso o grasa no te recomiendo que este sea tu objetivo principal ni, por supuesto, tu único marcador de éxito. Sobre todo porque sabemos que para mantener esa composición corporal que deseas es importante encontrar un objetivo sin fecha de caducidad, sin final.

Te pongo un ejemplo: dos personas quieren bajar de peso, la primera quiere adelgazar para la boda de su hermana y la segunda quiere adelgazar para tener una vejez saludable. Imagínate que ambas personas bajan de peso; la primera, en cuanto se acabe la boda de su hermana su objetivo estará cumplido y con mucha probabilidad volverá a los viejos hábitos. En cambio, la segunda, como su objetivo es «sin fecha de caducidad», con mucha probabilidad conseguirá mantener esos hábitos a lo largo del tiempo, si es que la vitalidad y la salud son importantes para ella.

VIDA SOCIAL Y COMPENSACIÓN

Si quieres hacer un cambio de hábitos y empezar a vivir de otra manera más acorde con tus objetivos, es importante que no tengas sensación de renuncia y que sea un planteamiento sostenible para ti.

Uno de los desafíos, sobre todo cuando buscamos mejorar la composición corporal o perder grasa, suele ser la vida social, comer fuera de casa, el consumo de alcohol... Una buena parte de los planteamientos de dieta empiezan por, literalmente, evitar las reuniones. Esto puede funcionar a corto plazo, pero ocurre algo similar a lo que pasa con las prohibiciones: no aprendemos a gestionarlo porque estamos evitando y eso va generando tal tensión interna que el día que salgas por primera vez es probable que te descontroles muchísimo.

Es curioso, porque a continuación de ese descontrol suele venir «la compensación». «No pasa nada, mañana todo el día a fruta». ¿Te suena? De nuevo tropezamos con la misma piedra. La compensación pautada no es más que una restricción aún más severa y desconectada de las necesidades que «la dieta» entre semana. La compensación vuelve a meterte directamente en el bucle de control/restricción y descontrol/rebelión; es el gatillo que activa el *todo o nada*.

RECUPERA EL CONTROL SIN COMPENSACIÓN

Hay diferentes maneras de abordar la vida social; este es un aspecto que, cuanto más personalizado sea, mayor probabilidad de éxito tendrá. Una de ellas, y de las que más me gustan, es la **herramienta del núcleo duro**. El núcleo duro incluye aquello de tu alimentación, o todos los aspectos relacionados con tu alimentación, que no quieres cambiar.

Veámoslo con un ejemplo.

Define tu núcleo duro lo más concretamente que puedas: «quedar para tomar unas cañas con amigos el sábado». ¿Qué es lo que te aporta el núcleo duro? Relax, desconexión, risas...

Según este ejemplo, alguien podría no querer renunciar a tomar unas cañas con amigos el sábado. En realidad no son las cañas, sino la compañía, lo que es tan importante. Saber esto nos ayuda a partir de un criterio claro para, por ejemplo, planificar salidas con amigos que sean más saludables: con menos o nada de alcohol, con opciones de comida más nutritivas, con planes en los que no haya una mesa de por medio, al aire libre...

Si el núcleo duro es directamente comida: «tomar dulce todos los días». ¿Qué es lo que te aporta el núcleo duro? Placer, me encanta el dulce.

Podemos trabajar para contextualizarlo y equilibrarlo con el resto de la pauta.

Esta reflexión del núcleo duro me parece muy importante, porque nos aleja de la visión de todo o nada tan típica de cuando estamos intentando hacer un cambio: o lo hago perfecto o no lo hago.

Planteamos un cambio a nuestra medida, respetando también nuestros deseos, y guardamos espacio para lo que quiero hacer, no solo lo que debo hacer.

EL DESCANSO

Este punto suele ser el gran olvidado cuando queremos bajar de grasa. En la literatura científica se ha descrito ampliamente y con potente evidencia científica la relación que existe entre dormir mal y el aumento de peso.

Dormir poco aumenta el apetito y sobre todo el deseo por los dulces, debido al aumento de hormonas orexigenas y de grelina y al descenso de la leptina. Si no descansamos lo suficiente la termorregulación y la fatiga pueden verse alteradas, lo que se traduce en un descenso del gasto energético.

El objetivo es conseguir dormir al menos 7 horas efectivas. El ejercicio físico y la coordinación de los tiempos de descanso y vigilia con la luz y oscuridad suele ayudar mucho, y es muy importante alejarse de luz azul a última hora del día, y mantener la habitación a oscuras y fresca después de rituales de vuelta a la calma, como una ducha caliente, un pequeño masaje, aromaterapia...

LA SACIEDAD

Es igual de importante lo que comemos que cómo nos lo comemos. Dentro del cómo comemos debemos diferenciar la saciación y la saciedad.

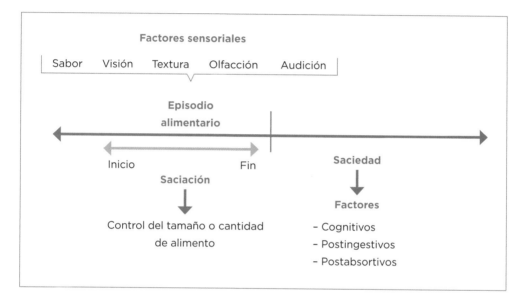

Procesos mediadores de la saciación durante un episodio alimentario. Muestra los factores sensoriales que intervienen y controlan el tamaño o cantidad consumida de alimento. Adaptado de «Satiation, satiety: concepts and organization of behavior», F. Bellisle y J. Blundell, 2013, *Satiation, satiety and the control of food intake, theory and practice*, p. 9.

¿QUÉ ES LA SACIACIÓN?

Es el proceso que determina el momento cuando se suspende el acto de comer, es decir, la delimitación del final de un episodio alimentario que determina la cantidad de alimento ingerido.

¿QUÉ ES LA SACIEDAD?

Es la percepción que tiene el cuerpo humano de no tener necesidad inmediata de ingesta de alimentos. Se trata de una respuesta homeostática del organismo, dirigida a restablecer el equilibrio en cuanto la demanda de nutrientes queda satisfecha.

Estos dos conceptos suelen usarse indistintamente, pero son muy diferentes y es necesario entenderlos y analizarlos.

Como intuyes, mejorar la saciación puede ser muy interesante para ajustarnos a las recomendaciones de unos nuevos hábitos alimentarios.

ASPECTOS QUE MEJORAN LA SACIACIÓN

• Meditar o hacer una rutina de conectar con el presente y lo que va a pasar, dar gracias por los alimentos que hay en la mesa y reflexionar unos minutos en lo que va a pasar a continuación.

• Colmar el plato. Incluir una buena ración de vegetales que visualmente aporten volumen, color y atractivo al plato.

• Servir la ración y no dejar la fuente en la mesa.

• Las especias y el picante pueden ser buenos aliados.

• Las texturas crujientes como la de la zanahoria o la manzana se ha demostrado que ayudan a la saciación.

• Intentar comer sin distracción y de manera presente; la práctica de *mindful eating*, o alimentación consciente, puede ayudar mucho.

• Beber agua durante las comidas a pequeños sorbos y soltar los cubiertos de vez en cuando.

- Una vez terminado el plato, quedarse sentado analizando qué sensaciones se tienen. ¿Sientes hambre? ¿Te sientes saciado? Recuerda que si hemos comido en menos de 20 minutos todavía queda un rato para sentir la verdadera plenitud, por lo que un buen consejo es esperar hasta entonces para decidir si seguir comiendo o si por el contrario ya estás satisfecho.

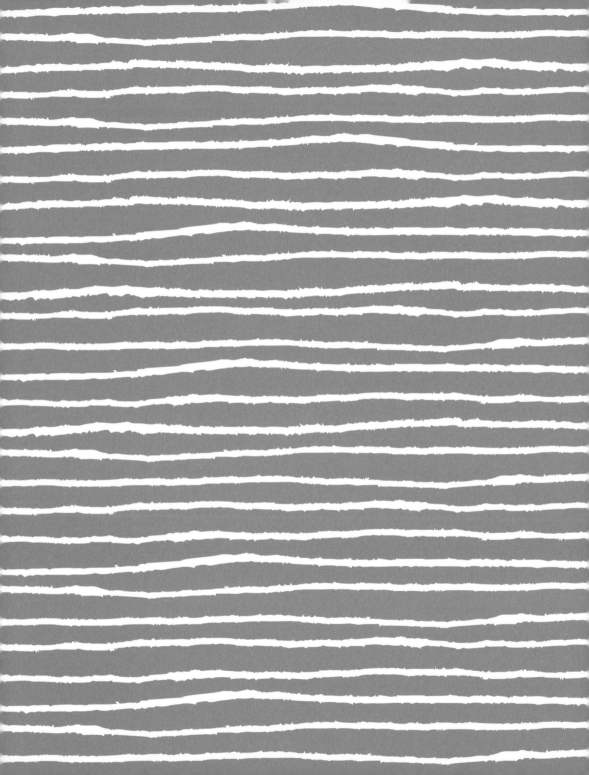

CAPÍTULO 4

ORGANIZACIÓN Y RECURSOS PARA UNA VIDA SALUDABLE

EL PLANIFICADOR MENSUAL

Cuando queremos llevar un estilo de vida más saludable nos enfocamos habitualmente solo en la alimentación, y en hacerlo perfecto. En este caso el error es doble: llevar un estilo de vida saludable no va solo de alimentación ni mucho menos de hacerlo perfecto. El planificador mensual es una herramienta que nos ayudará a visualizar cómo vamos a planificar el mes.

Cada día del mes está dividido en cuatro partes que pueden servirte para monitorizar los aspectos que prefieras, pero algunos de ellos podrían ser: la alimentación, la actividad física, el descanso y la gestión del estrés.

Aquí un detalle fundamental para fijar objetivos realistas es que antes de poner en marcha la herramienta rellenes 15 días con tu realidad. Sobre eso, proponte una mejora para que al verla planteada te veas razonablemente seguro de cumplirlo.

EJEMPLO DE PLANIFICADOR

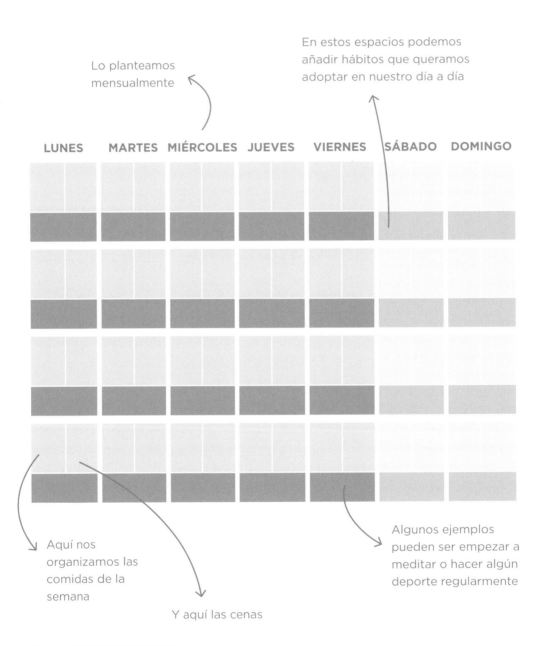

En estos espacios podemos añadir hábitos que queramos adoptar en nuestro día a día

Lo planteamos mensualmente

LUNES	MARTES	MIÉRCOLES	JUEVES	VIERNES	SÁBADO	DOMINGO

Aquí nos organizamos las comidas de la semana

Y aquí las cenas

Algunos ejemplos pueden ser empezar a meditar o hacer algún deporte regularmente

LA FÁBRICA DE MENÚS

Para llevar una alimentación más nutritiva y variada, una herramienta que me encanta es la fábrica de menús. Para seguir una alimentación saludable, me gusta mucho la herramienta del plato saludable de Harvard. Es una herramienta excepcional y muy intuitiva para organizar tu plato:

AL MENOS LA MITAD DEL PLATO DEBE SER VERDURA

La cantidad diaria de verdura y hortalizas recomendada es de un par de raciones de 200-250 gramos cada una, o lo que es lo mismo, medio kilo de verduras y hortalizas al día. Es interesante pensar en la ingesta de verduras como una cantidad mínima a alcanzar. Las verduras nos aportan mucha densidad nutricional, es decir, muchos nutrientes y mucha saciedad en muy pocas calorías. Estos vegetales pueden ser en crudo o cocinados y, de hecho, se recomienda que la mitad de ellos sean en crudo y la mitad cocinados.

¼ DEL PLATO DEBE SER FUENTE DE PROTEÍNA SALUDABLE

Esta puede ser animal: cortes magros de aves, cerdo o ternera, pescados blancos y azules, mariscos, huevos, quesos frescos… o de origen vegetal: legumbres, tofu, tempeh, soja texturizada, carne vegetal…

¼ DEL PLATO DEBE SER FUENTE DE HIDRATOS DE CARBONO

Al contrario de lo que solemos hacer por cultura gastronómica, las fuentes de hidrato de carbono como la pasta o el arroz no deberían ser protagonistas de nuestro plato. Recuerda: son verduras con proteína y con hidrato, no hidrato con proteína y con verdura.

Los tubérculos y los granos integrales son fuentes adecuadas de hidrato de carbono para nuestra dieta.

Las recomendaciones de ingesta de proteína diaria deben ser personalizadas dependiendo del peso, la actividad física, etc. Recuerda que esto son recomendaciones generales para la **población sana**.

Este esquema de plato único puede adaptarse al esquema de dos platos: el primero siempre es una verdura y el segundo, con menos verdura, un ¼ del plato fuente de proteína y un ¼ fuente de hidratos de carbono.

PARA EL POSTRE

Si es que deseas tomarlo, las mejores opciones son una pieza de fruta, un yogur natural entero o un yogur de soja sin azúcar añadido, un puñado de frutos secos o una onza de chocolate negro > 85 %.

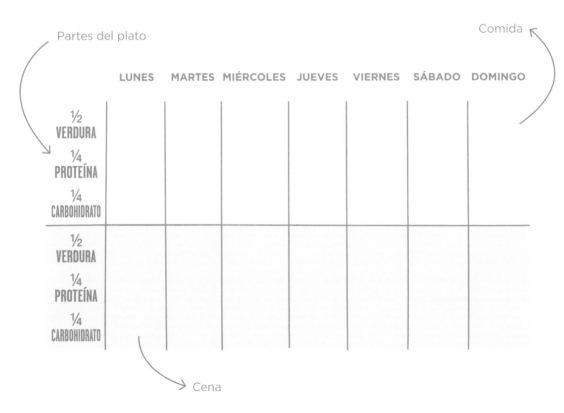

Partes del plato

Comida

	LUNES	MARTES	MIÉRCOLES	JUEVES	VIERNES	SÁBADO	DOMINGO
½ VERDURA ¼ PROTEÍNA ¼ CARBOHIDRATO							
½ VERDURA ¼ PROTEÍNA ¼ CARBOHIDRATO							

Cena

ORGANIZACIÓN DE LO QUE SE COCINA: *BATCH COOKING*

Con la vida moderna se nos hace complicado cocinar todos los días. Por eso voy a explicarte una herramienta muy poderosa para comer nutritivo y equilibrado toda la semana: el *batch cooking*, un método que consiste en planificar y adelantar el cocinado de la semana, utilizando diferentes recursos y, de esta manera, ahorraremos tiempo, dinero y comida.

¿PARA QUÉ SIRVE EL *BATCH COOKING*?

En ocasiones, la comida ocupa mucho espacio en nuestra mente: pensar qué comprar, qué cocinar para que sea sobre todo variado; a veces, no encontramos ideas y nos acabamos agobiando. Con el *batch cooking* ese problema desaparece porque planificamos lo que vamos a comer durante la semana con anterioridad, y, de esta manera, ya no tendremos que pensar más en ello y nos liberaremos de esa tarea.

Una de las cuestiones más recurrentes es la preocupación de que la comida no esté buena a los pocos días de haberla preparado, pero la realidad es que, en la nevera, dura en perfecto estado unos 5-6 días en táperes de vidrio.

¿QUÉ VENTAJAS TIENE? EL AHORRO

Ahorraremos tiempo físico, espacio mental y dinero a la hora de hacer la compra, porque compraremos lo justo y necesario y evitaremos desperdiciar comida. Con el *batch cooking* no compraremos de más porque todo lo tendremos planificado, desde qué vamos a comer hasta lo que tenemos que comprar, y si hacemos alguna ración de más no debemos preocuparnos, ya que podemos congelarlo y comerlo en otra ocasión.

RELLENAR LA FÁBRICA DE MENÚS

Vamos a pensar qué quieres comer esta semana. Tal y como hemos explicado en el apartado anterior, seguiremos la distribución del plato saludable de Harvard, por lo que lo predominante siempre deben ser los vegetales.

No tengas miedo de ponerte demasiado, como hemos comentado, la cantidad de verdura es ilimitada, pero para que te hagas una idea, una buena ración serían 200-250 gramos. Piensa en la verdura como un mínimo, no como un máximo.

En la fábrica de menús, hemos dividido la comida y la cena en tres partes que hacen referencia al plato saludable de Harvard. Hay 14 casillas entre comidas y cenas para la verdura; 14 para la proteína y 14 para el carbohidrato.

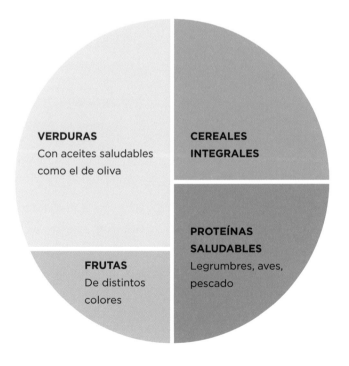

VERDURAS
Con aceites saludables como el de oliva

CEREALES INTEGRALES

FRUTAS
De distintos colores

PROTEÍNAS SALUDABLES
Legrumbres, aves, pescado

Como la clave es ahorrar tiempo, en vez de hacer una receta para cada casilla vamos a hacer más de una ración. Es decir, no haremos 14 recetas × 1 ración = 14, vamos a hacer 5 recetas × 3 raciones = 15 (nos sobra uno, pero no pasa nada).

Una manera muy sencilla de estructurar la técnica con la verdura es quedarnos con ese número 5 y en lugar de pensar en recetas específicas, vamos a hacerlo aún más fácil y pensar en **5 métodos de cocción**.

5 MÉTODOS DE COCCIÓN PARA LA VERDURA: ASADA, SARTÉN, HERVIDA, TRITURADO Y CRUDO

Ahora solo queda pensar en qué verduras vamos a cocinar con cada método de cocción. De esta manera, tendremos toda la cocina funcionando a la vez y ahorraremos aún más tiempo.

En las opciones que elijas de proteína y de hidrato podrás pensar más alternativas.

QUÉ COCINO POR ADELANTADO

Como verás, hemos combinado las verduras y las proteínas de manera distinta, para que cada receta de verdura vaya acompañada por una proteína diferente. Te recomendamos que rellenes la planilla para tener el menú semanal hecho. Una vez completado, nos toca pensar qué recetas vamos a adelantar y dejar listas. Te recomendamos dejar la verdura preparada, es lo que más tiempo lleva y es muy importante que esté presente en tus menús. También puedes adelantar los carbohidratos fibrosos o las legumbres.

A LA HORA DE IR A LA COMPRA

Es muy importante no ir con hambre a la compra, ya que de esa manera evitaremos hacernos con cosas innecesarias. Además, es muy conveniente llevar una lista hecha con los alimentos que necesitamos. Te recomiendo comprar más en el mercado, en la frutería, pescadería y carnicería de barrio porque no solo apoyarás al comercio local, sino que evitarás cruzarte con tentaciones de ultraprocesados. Si vas al súper no pases por los pasillos en los que haya ultraprocesados, ve directamente al grano.

EJEMPLO DE *BATCH COOKING*, SEMANA 1

Alimentos

- verdura triturada: puré de calabaza
- verdura asada: brócoli
- verdura hervida: vainas
- verdura sartén: pisto
- verdura cruda: ensalada
- Hidratos: patata, pan, arroz

- proteína mar: salmón y atún
- proteína tierra: pollo
- proteína vegetal: tofu y garbanzo
- huevo
- lácteo

Comida ←

LUNES	MARTES	MIÉRCOLES	JUEVES	VIERNES	SÁBADO	DOMINGO
PURÉ DE CALABAZA POLLO QUINOA	PISTO HUEVO BONIATO	ENSALADA TOFU ARROZ	BRÓCOLI TOFU FIDEOS DE ARROZ	PURÉ DE CALABAZA HUEVO PAN	ENSALADA TOFU ARROZ	VAINAS POLLO PATATA
ENSALADA CON GARBANZOS HUEVO PATATA	BRÓCOLI SALMÓN PATATA	VAINAS ATÚN PAN	PURÉ DE CALABAZA HUEVO PATATA (TORTILLA FIT)	VAINAS SALMÓN PATATA	BRÓCOLI ATÚN FIDEOS DE ARROZ	PURÉ DE CALABAZA HUEVO PAN

→ Cena

Lista de la compra

- calabaza
- pollo
- quinoa en cubitos
- brócoli
- salmón
- patata

- vainas
- huevos
- atún
- boniato
- pimientos de tres colores

- lechuga
- tomatitos cherries
- cebolleta
- arroz en cubito
- pan integral
- tofu

- garbanzos
- cebolla
- zanahoria
- calabacín
- salsa de tomate
- maíz

EJEMPLO DE *BATCH COOKING*, SEMANA 2

Alimentos

- verdura triturada: gazpacho
- verdura asada: escalivada
- verdura hervida: alcachofas
- verdura sartén: colirroz
- verdura cruda: ensalada
- Hidratos: patata, pan, arroz, quinoa, pasta

- proteína mar: anchoas y gambas
- proteína tierra: hamburguesa de pavo, mozzarella
- proteína vegetal: tempeh salteado
- huevo
- lácteo

Comida ←

LUNES	MARTES	MIÉRCOLES	JUEVES	VIERNES	SÁBADO	DOMINGO
ALCACHOFAS BURGER PATATA	COLIRROZ HUEVO PAN	GAZPACHO TEMPEH PAN	COLIRROZ BURGER QUINOA	ESCALIVADA ANCHOA PAN	ALCACHOFAS TEMPEH PATATA	COLIRROZ HUEVO PAN
GAZPACHO HUEVO PAN	ESCALIVADA ANCHOA PATATA	ENSALADA MOZZARELLA PASTA	ALCACHOFAS GAMBAS PAN	COLIRROZ HUEVO PAN	ENSALADA ANCHOAS PAN	GAZPACHO BURGER PATATA

→ Cena

Lista de la compra

- coliflor
- hamburguesa de pavo
- quinoa vasito
- pimiento rojo
- berenjena

- ajo
- cebolleta
- anchoas
- pan integral
- alcachofas
- gambas congeladas

- gazpacho tomate
- huevos
- patata
- lechuga
- tomatitos cherries
- zanahoria

- mozzarella
- pasta integral
- tomate maduro
- arroz
- pepino

EJEMPLO DE *BATCH COOKING*, SEMANA 3

Alimentos

- verdura triturada: puré de coliflor
- verdura asada: tomatitos cherries con albahaca
- verdura hervida: espárragos blancos con vinagreta
- verdura sartén: champiñones con ajo y perejil
- verdura cruda: ensalada

- Hidratos: patata, pasta, pan, arroz, quinoa
- proteína mar: merluza y mejillones de lata
- proteína tierra: solomillo de cerdo, mozzarella
- proteína vegetal: garbanzos
- huevo
- lácteo

Comida ←

LUNES	MARTES	MIÉRCOLES	JUEVES	VIERNES	SÁBADO	DOMINGO
PURÉ DE COLIFLOR SOLOMILLO DE CERDO PATATA	ENSALADA MEJILLONES DE LATA ARROZ	CHAMPIS AJO PEREJIL SOLOMILLO DE CERDO PASTA	PURÉ DE COLIFLOR GARBANZOS CON PIMENTÓN PAN	ENSALADA GARBANZOS QUINOA	CHAMPIS AJO PEREJIL SOLOMILLO DE CERDO PAN	ENSALADA MERLUZA PATATA
CHERRIES CON ALBAHACA MOZZARELLA PAN	ESPÁRRAGOS BLANCOS CON VINAGRETA HUEVO COCIDO PATATA	CHERRIES CON ALBAHACA MEJILLONES DE LATA PAN	CHAMPIS AJO PEREJIL HUEVO POCHÉ PAN	ESPÁRRAGOS BLANCOS CON VINAGRETA MERLUZA PATATA	PURÉ DE COLIFLOR TORTILLA FRANCESA PAN	ESPÁRRAGOS BLANCOS CON VINAGRETA MEJILLONES PAN

→ Cena

Lista de la compra

- coliflor
- patata
- solomillo de cerdo
- lechuga
- tomate
- cebolleta

- maíz
- zanahoria
- mejillones de lata
- arroz
- champiñones
- ajo

- perejil
- pasta
- garbanzos de bote
- pimientos dulces
- pan
- merluza

- tomatitos cherries
- mozzarella fresca
- espárragos blancos
- huevos

EJEMPLO DE *BATCH COOKING*, SEMANA 4

Alimentos

- verdura triturada: gazpacho de melón
- verdura asada: setas con ajo y perejil, tomate, cebolla y brócoli
- verdura sartén: pimientos rojos
- verdura cruda: ensalada
- Hidratos: patata, arroz, pan, pasta

- proteína tierra: burger de ternera, pollo y jamón
- proteína vegetal: lentejas
- huevo
- lácteo

Comida ←

LUNES	MARTES	MIÉRCOLES	JUEVES	VIERNES	SÁBADO	DOMINGO
GAZPACHO DE MELÓN POLLO PLANCHA ARROZ	VERDURA ASADA REQUESÓN PASTA	ENSALADA LENTEJAS ARROZ	PIMIENTOS ROJOS ASADOS SARDINAS DE LATA PAN	ENSALADA LENTEJAS QUINOA	GAZPACHO DE MELÓN GALLO ASADO PATATAS	VERDURA ASADA HUEVO Y JAMÓN PAN
SETAS CON AJO Y PEREJIL HUEVO Y JAMÓN PATATA	PIMIENTOS ROJOS ASADOS BURGER DE TERNERA PATATA	GAZPACHO DE MELÓN HUEVO COCIDO Y JAMÓN PAN	SETAS CON AJO Y PEREJIL GALLO PLANCHA PATATAS	VERDURA ASADA BURGER DE TERNERA PAN	PIMIENTOS ROJOS ASADOS POLLO PLANCHA PAN	SETAS CON AJO Y PEREJIL QUESO FETA PASTA

→ Cena

Lista de la compra

- melón
- tomates
- huevos
- jamón en tacos
- patata
- arroz
- requesón

- pimientos rojo, verde y amarillo
- berenjena
- hamburguesa de ternera
- gallo
- sardinas de lata

- lentejas de bote
- queso feta
- pollo
- cebolleta
- pan
- cebolla
- setas tipo ostra

- zanahoria
- brócoli
- leche
- lechuga

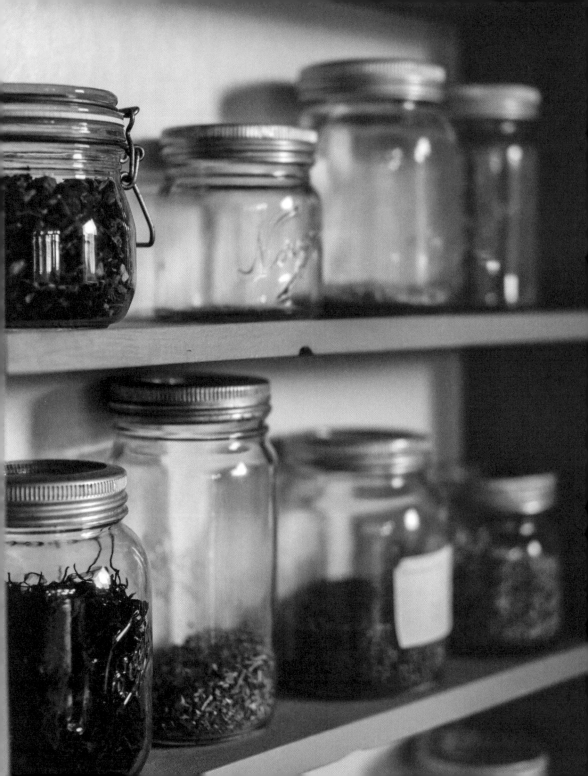

No te agobies con hacer el *batch cooking* siempre de una manera deter-
minada. Las necesidades de la cocina por adelantado pueden ser diferentes cada semana y ajustarte a ellas te permitirá sacarle mayor partido a tus
planificaciones.

Recuerda que podemos hacer las recetas que queramos siempre y cuando se adapten al plato saludable de Harvard.

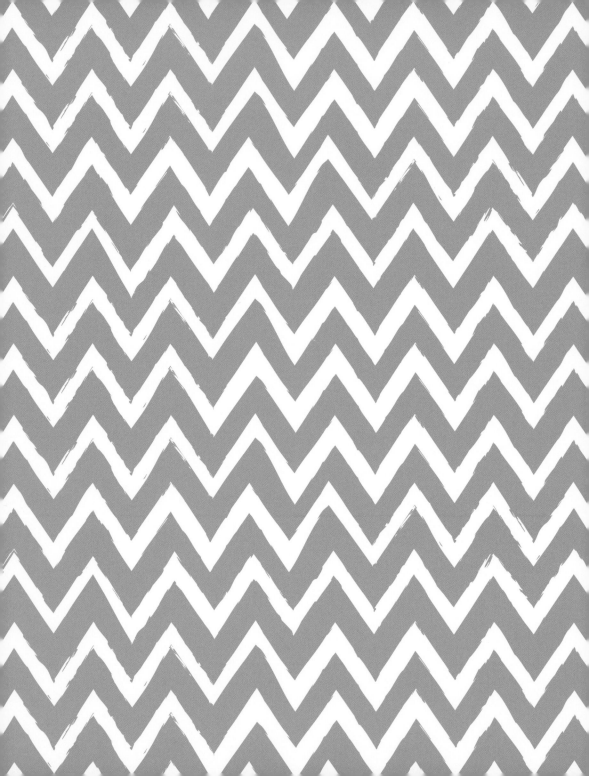

CAPÍTULO 5
LA DESPENSA

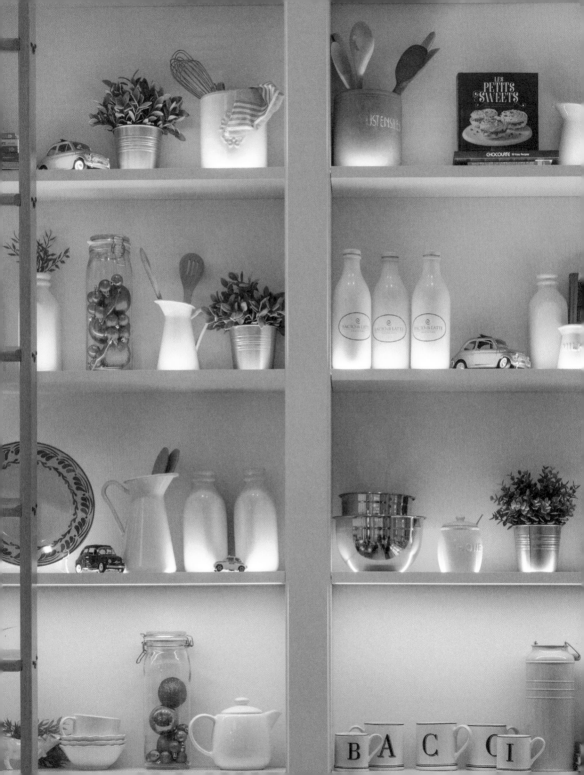

Con el objetivo de conseguir con los mismos alimentos diferentes platos, aquí tienes recetas de pocos minutos para cocinar las distintas fuentes de proteína, hidratos de carbono y verdura para completar tu *batch cooking* y conseguir un plato saludable y equilibrado.

SALMON/ATÚN/MERLUZA

• **TARTAR DE SALMÓN O ATÚN** Congelamos el salmón al menos 4 días y lo descongelamos el día de la preparación. Hacemos dados con el salmón y picamos cebolleta en trozos muy pequeños.

Mezclamos junto con una cucharada de salsa de soja, una de salsa Worcestershire, una cucharada de aceite, dos de agua y un poco de limón. Dejamos macerar un rato antes de servir.

• **SALMÓN O MERLUZA AL MICROONDAS** En un recipiente apto para microondas ponemos la pieza de salmón con un chorrito de limón y de aceite y tapamos con papel film, 5 minutos a máxima potencia y ya está listo para servir.

• **BROCHETAS CON LIMÓN** Cortamos dados de salmón de tamaño mayor al tartar. En un bol salpimentamos y maceramos con el zumo de dos limas y media naranja. Podemos añadir cebollino fresco picado. Lo dejamos 12 horas macerando en el frigorífico. Ensartamos los dados de salmón en una brocheta y los pasamos vuelta y vuelta por la plancha.

El sabor y la textura del salmón cambian dependiendo de cómo lo cocinemos. Al tratarse de un pescado azul con contenido graso saludable, también podemos consumirlo crudo. Mis maneras favoritas de prepararlo son al vapor o al papillote y en crudo. Para consumirlo crudo es importante retirarle la piel y las espinas y congelarlo varios días antes de servirlo. La manera más sencilla de hacerlo al papillote es envolverlo en un sobre de papel de horno y calentarlo 4 minutos a máxima potencia en el microondas.

POLLO/PAVO

- **A LA CAPRESE** Hacemos varios cortes a una pechuga entera sin llegar a cortarla del todo y en cada corte ponemos una rodaja de tomate y albahaca. Salpimentamos, añadimos ajo en polvo y dejamos asar 20 minutos en el horno precalentado a 180 °C.

- **PECHUGA AL AJILLO** Doramos en la plancha un poco de ajo picado, y a continuación añadimos a la plancha la pechuga salpimentada y espolvoreamos con tomillo y romero. Con esta receta también podemos cocinar gambas.

- **MECHADO** Hervimos una pechuga de pollo entera con pimienta negra en grano y laurel. Una vez hervida para mecharla (esto es, desmenuzarla hasta dejarla en hilos o fibras pequeñas), la metemos en un táper vacío y agitamos. Perfeccionamos el mechado con ayuda de un tenedor, podemos guardar el resto de la pechuga desmechada en el mismo táper para otro día.

- **PLANCHA** Pedimos que nos corten la pechuga con un dedo de grosor. En una sartén caliente ponemos una pizca de sal y luego el pollo y por encima unas gotas de aceite. Una vez dorada, en el último segundo añadimos un chorrito de vinagre de vino y pimienta negra molida.

El pollo es una de las carnes más consumidas y puede ser de las más saludables. La pechuga podemos hacerla a la plancha o mechada, añadiendo un chorrito de vinagre antes de servirla. Solo necesitaremos hervirla a fuego medio-lento durante 1 hora con laurel y granos de pimienta negra. Una vez hervida, la deshacemos con la ayuda de un tenedor y estará lista para añadir a ensaladas o tostas. Las zonas más grasas, como las alitas y los muslos, quedan perfectas cocinadas al horno precalentado a 190 °C durante 25 minutos, o cocidas a fuego medio-lento durante 30 minutos y acompañadas de salsa de tomate casera.

TOFU

La clave para disfrutar del tofu como fuente proteica es elegir un tofu firme, pero más importante es escurrirlo bien con un paño limpio antes de cocinarlo para conseguir un resultado sabroso.

▪ PLANCHA Una vez escurrido el tofu lo cortamos en filetes o lo troceamos en dados. Cubrimos con un poco de aceite una sartén caliente y ponemos el tofu a fuego medio. Tostamos todas las caras para que caramelice y adquiera más sabor.

▪ MACERADO Cortamos el tofu en dados, después de escurrirlo bien. Para macerar el tofu podemos improvisar con las especias y salsas que más nos gusten o que tengamos más a mano. Mi opción preferida es: 1 parte de salsa de soja, ½ parte de crema de cacahuete, 1 parte de agua y mezclar bien. Lo dejamos sumergidos en esta mezcla durante más de 1 hora. Antes de pasarlo por la plancha lo rebozamos en maicena. ¡Queda una costra crujiente deliciosa!

QUINOA

No siempre es necesario lavar la quinoa, pero a mí me gusta enjuagarla bien antes de consumirla, después dorarla un poco en una olla como haríamos con un arroz y cubrir con la misma cantidad de agua. La llevamos a ebullición y dejamos que se cocine a fuego medio 10 minutos. Lo mejor es ir vigilando y cuando veamos que se ha evaporado el agua y le ha salido un «rabito» a la quinoa, está lista para consumir.

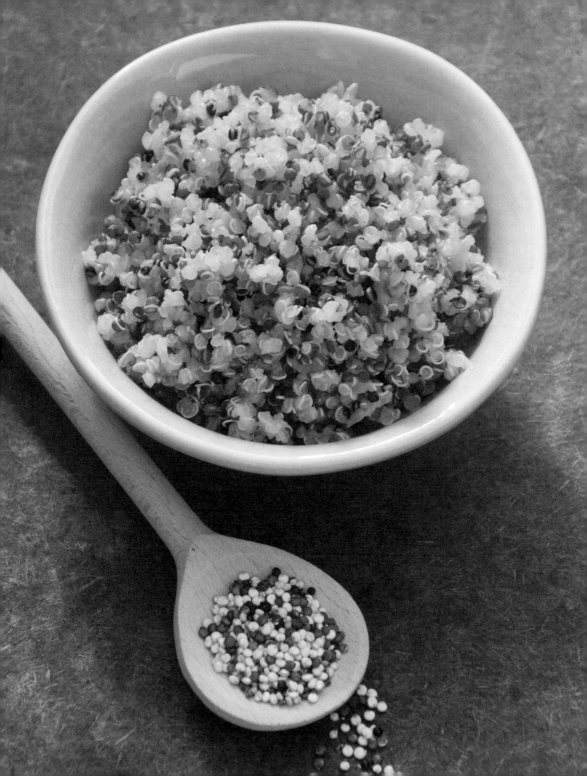

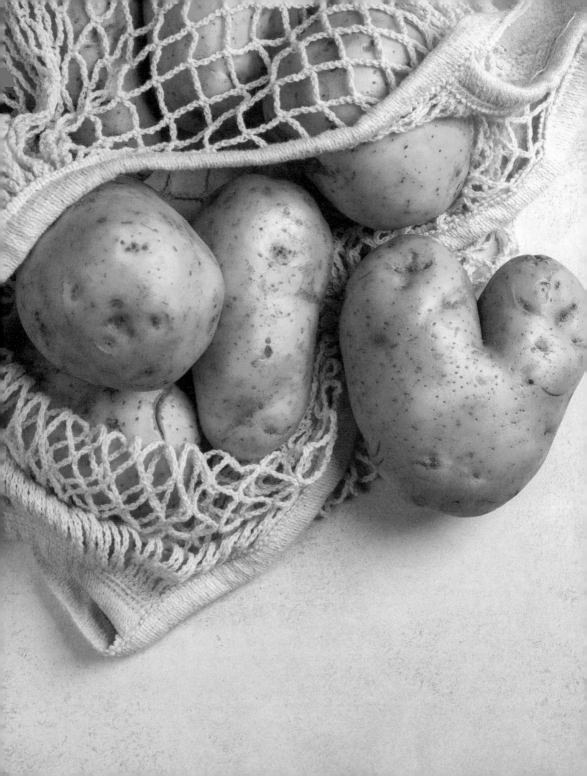

PATATAS

- MICROONDAS Podemos cortarlas tipo panadera y cocerlas 10 minutos a máxima potencia en un recipiente apto para microondas cubierto con papel film. Sazonamos al gusto.

- HORNO Lavamos bien las patatas, las cortamos en gajos y las maceramos con aceite y pimentón dulce o picante. Sobre un papel de horno distribuimos los gajos y asamos 25 minutos en el horno precalentado a 200 °C.

La patata tiene muy mala fama en las dietas de adelgazamiento, pero lo cierto es que es una fantástica fuente de carbohidratos complejos. Su valor calórico va a depender de cómo la cocinemos. Mi manera favorita de servirla es cocida y fría en ensalada. De esta manera, nos beneficiaremos del almidón resistente, tan bueno para nuestros intestinos. En caso de querer servirlas «fritas», limpiamos bien la piel y cortamos la patata en gajos. La dejamos marinar toda la noche en el frigorífico en una mezcla a partes iguales de aceite y, si se quiere, pimentón picante, orégano y pimienta negra. Las asaremos sobre papel de horno, precalentando el horno a 200 °C durante 30 minutos.

SOLOMILLO DE CERDO

La carne del solomillo de cerdo es una carne magra y versátil.

- HORNO Para saber cuándo el solomillo está al punto que nos gusta, lo mejor es disponer de un termómetro de alimentos (si lo queremos totalmente cocido, debe estar a 65 °C; si lo preferimos menos hecho, un poco más rosa por el centro, entonces debe estar a unos 53-54 °C).

Embadurnamos con mostaza a la antigua el solomillo de cerdo fresco y lo sellamos a la plancha. En una bandeja de horno ponemos un poco de agua en el fondo y asamos en el horno precalentado a 180 °C durante 25 minutos.

HUEVO

- **POCHÉ OLLA** En una olla ponemos agua a calentar; cuando arranque a hervir añadimos un chorro de aceite y removemos y mientras el agua gira, ponemos el huevo y veremos como la clara cuaja y envuelve al huevo. Ya estaría listo para comer.

- **POCHÉ MICROONDAS** En un vaso a medio llenar con agua tibia, ponemos un chorrito de vinagre y añadimos un huevo. Lo tapamos con una tapa o un plato y lo ponemos en el microondas 45 segundos a máxima potencia. Lo revisamos y, si hace falta, lo ponemos 15 segundos más, y así sucesivamente hasta conseguir el tiempo justo que necesitamos con nuestro microondas para obtener el punto justo de cocción.

- **HUEVO COCIDO** En una olla de agua hirviendo con una pizca de sal cocemos un huevo durante 10 minutos. Los huevos cocidos aguantan 3 días en refrigeración por lo que son una buena opción para prepararlos por adelantado.

No hay que tenerle miedo al huevo, a mí personalmente me parece un alimento superútil para llevar una alimentación saludable y nutritiva. Si los elegimos ecológicos y de km0 son una joya nutricional rica en proteínas. Una vez cocidos, podemos tenerlos hasta 5 días en el frigorífico para consumir en ensalada, en tostada, con pimienta y sal como *snack*... son una auténtica maravilla.

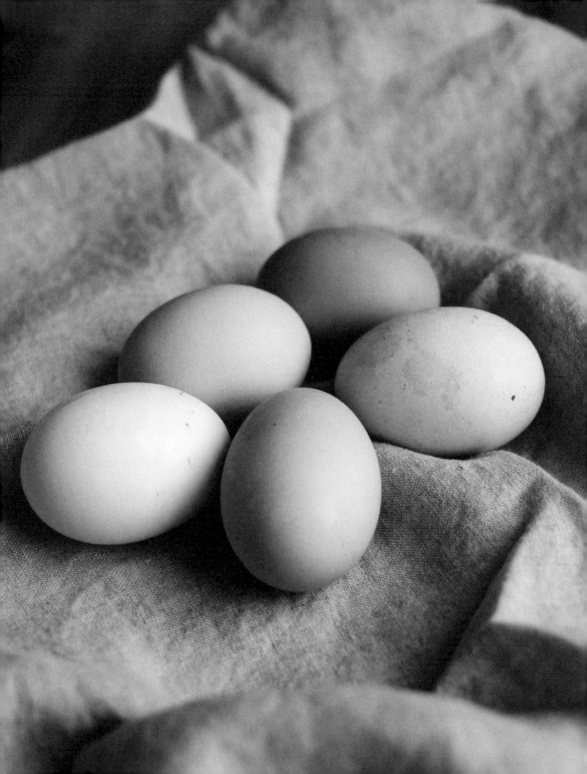

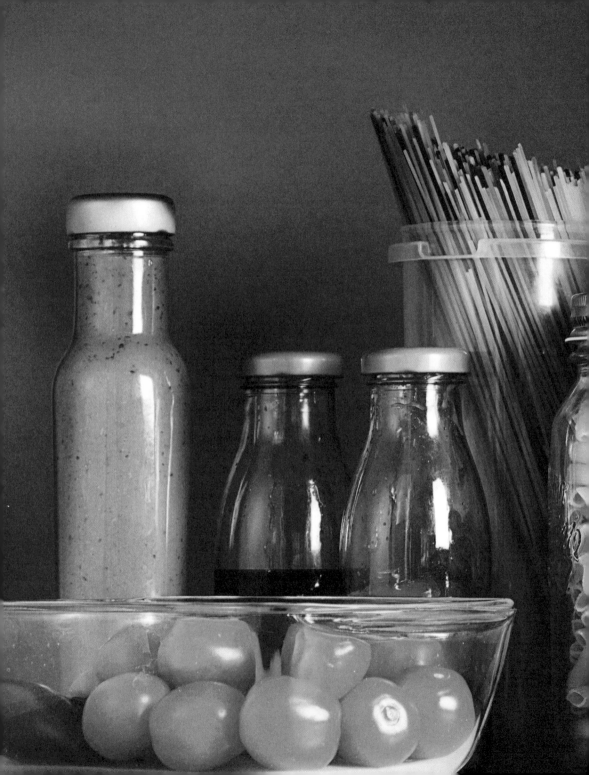

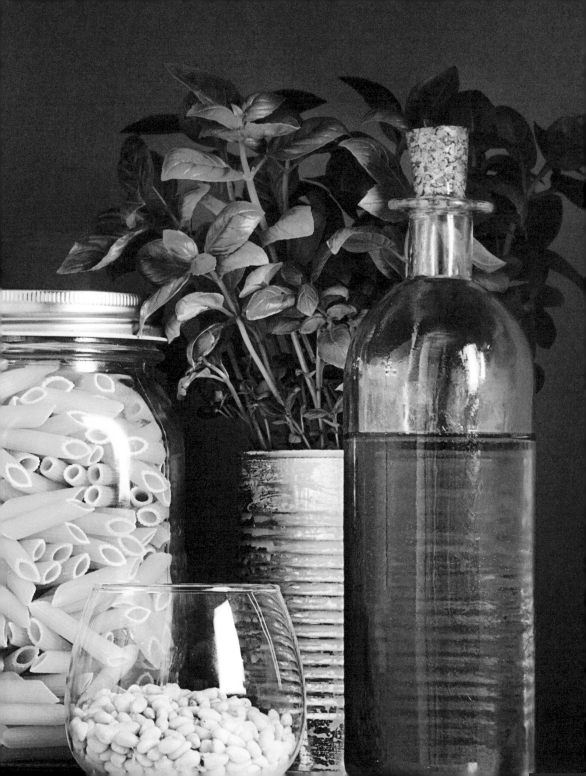

CAPÍTULO 6

RECETAS

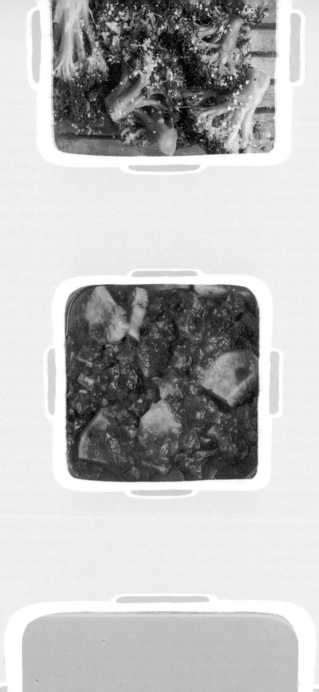

SEMANA 1

Comida

LUNES	MARTES	MIÉRCOLES	JUEVES	VIERNES	SÁBADO	DOMINGO
PURÉ DE CALABAZA POLLO QUINOA	PISTO HUEVO BONIATO	ENSALADA TOFU ARROZ	BRÓCOLI TOFU FIDEOS DE ARROZ	PURÉ DE CALABAZA HUEVO PAN	ENSALADA TOFU ARROZ	VAINAS POLLO PATATA
ENSALADA CON GARBANZOS HUEVO PATATA	BRÓCOLI SALMÓN PATATA	VAINAS ATÚN PAN	PURÉ DE CALABAZA HUEVO PATATA (TORTILLA FIT)	VAINAS SALMÓN PATATA	BRÓCOLI ATÚN FIDEOS DE ARROZ	PURÉ DE CALABAZA HUEVO PAN

Cena

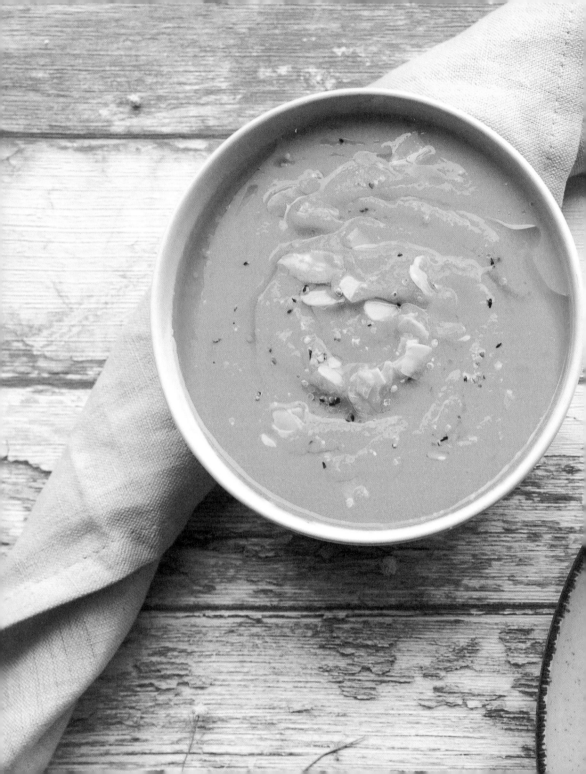

PURÉ DE CALABAZA

 Ingredientes
por persona/ración

- 150 g de calabaza
- 120 g de patata
- ½ cebolla
- 1 zanahoria
- aceite de oliva virgen extra
- sal
- pimienta negra
- cúrcuma
- nuez moscada

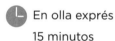 En olla exprés
15 minutos

Elaboración

En una olla exprés ponemos la calabaza, la patata, la cebolla y la zanahoria troceadas con una cucharada de aceite y doramos unos minutos todo para realzar el sabor. Después, salpimentamos y añadimos cúrcuma y nuez moscada al gusto. Cubrimos con agua, cerramos la olla y llevamos el fuego al máximo.

Cuando la olla silbe bajamos el fuego a la mitad y dejamos cocer durante 15 minutos. Dejamos enfriar y, una vez fría, abrimos la olla, retiramos el exceso de líquido y trituramos hasta conseguir el puré.

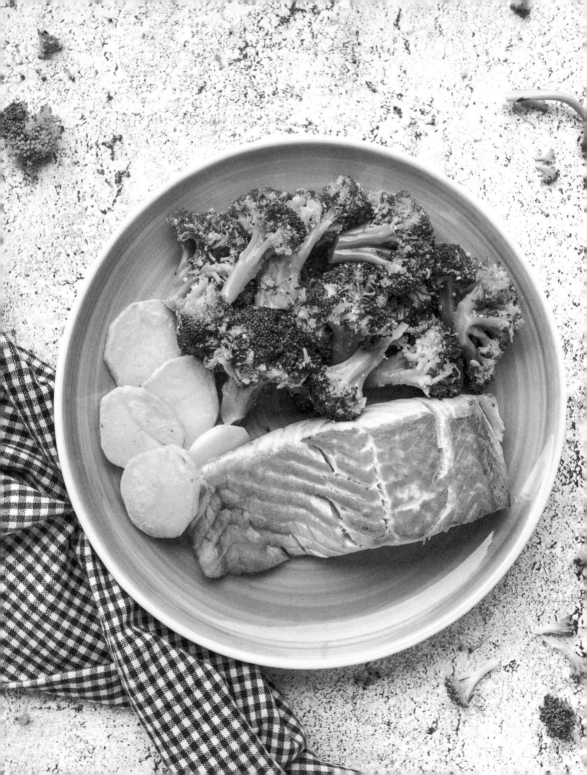

BRÓCOLI AL VAPOR

Ingredientes
por persona/ración

- 200 g de brócoli
- semillas para decorar (lino, cáñamo...)

5 minutos

Elaboración

En una olla ponemos 3 o 4 centímetros de agua con sal. Una vez que empiece a hervir, colocamos un colador encima de manera que no toque el agua y dentro disponemos arbolitos de brócoli limpio. Tapamos la olla con una tapa de tamaño adecuado, y en 5 minutos tendremos el brócoli listo. Antes de servir espolvoreamos las semillas por encima. Opcionalmente, como en la imagen, es perfecto para acompañar platos como un filete de salmón.

¿Sabías que la cocción al vapor es la manera más sana de cocinar las verduras? Con la técnica de cocinado al vapor, los alimentos se van cociendo poco a poco, sin sobrepasar los 100 °C. Esto permite que sus nutrientes se conserven casi intactos, especialmente los de las verduras, que son los que se pierden con mayor facilidad. Cuando hervimos las verduras, las vitaminas hidrosolubles pasan en su mayoría al agua de la cocción y con el vapor conseguimos mantener mejor el aporte nutricional de los alimentos.

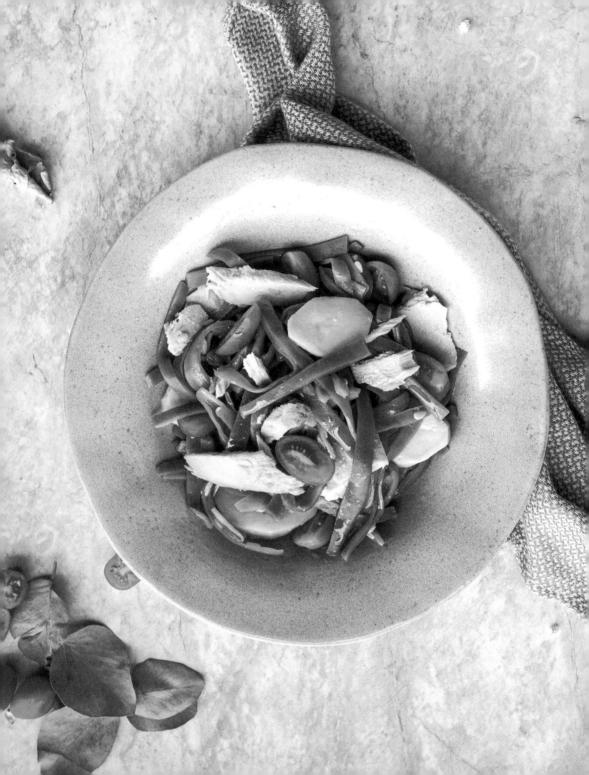

VAINAS AL DENTE

 Ingredientes
por persona/ración

- 200 g de vainas
- 120 g de ventresca de bonito en conserva
- 100 g de patata hervida
- 100 g de tomatitos cherries
- aceite de oliva virgen extra
- vinagre
- sal

 10 minutos

Elaboración

Para disfrutar de las vainas es importante cortarlas en juliana, así que después de lavarlas, con ayuda de un pelapatatas, les quitamos los hilos de los extremos, las puntas y las partimos a su vez por la mitad.

Podemos cocerlas en la olla exprés: las cubrimos con agua, y una vez que la olla silbe las dejamos cocer durante 10 minutos.

También se pueden hacer en una olla normal con agua hirviendo y sal; estarán listas en 20 minutos.

Escurrimos la ventresca y la añadimos a las vainas, junto a la patata y los tomatitos. Aliñamos al gusto.

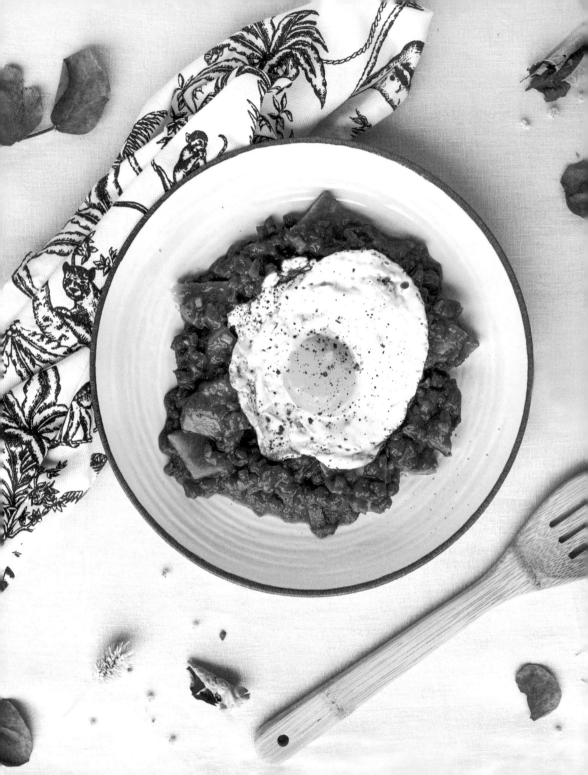

PISTO CON HUEVO

 Ingredientes
para 4 personas/
raciones

- salsa de tomate
- 1 calabacín
- 1 berenjena
- 1 pimiento rojo
- 1 pimiento verde
- 1 pimiento amarillo
- boniato
- 4 huevos
- sal y pimienta

 30 minutos

Elaboración

Pelamos y cortamos toda la verdura en dados de tamaño similar y sofreímos a fuego medio. Bajamos el fuego y añadimos la salsa de tomate junto a la sal y la pimienta.

En una sartén con un hilo de aceite, hacemos el huevo a la plancha a fuego medio-alto. Salpimentamos al gusto.

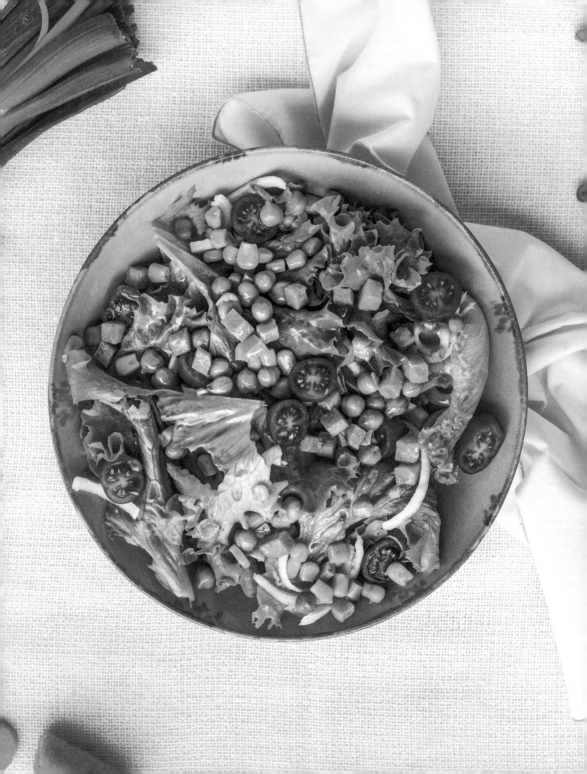

ENSALADA CON GARBANZOS

Ingredientes
por persona/ración

- 1 lechuga limpia
- 1 zanahoria cortada en dados
- 1 lata de maíz sin azúcar añadido
- 1 bote de garbanzos
- cebolleta
- tomatitos cherries
- aceite de oliva virgen extra
- vinagre de vino
- sal

 10 minutos

Elaboración

Escurrimos los garbanzos y los enjuagamos, mezclamos con el resto de los ingredientes y aliñamos al gusto.

¿Sabías que las legumbres son una buena fuente de proteína? Lo son especialmente los garbanzos y la soja. Tienen un *score* de aminoácidos (es decir, la puntuación de aminoácidos corregida por la digestibilidad de las proteínas) de más de 100, de ahí que deban ser la fuente principal de proteínas de las dietas vegetarianas. En una ración nos aportan alrededor de 20 g de proteína, por lo que, aunque no llevemos una dieta vegetariana, podemos usarlas como fuente habitual de proteína.

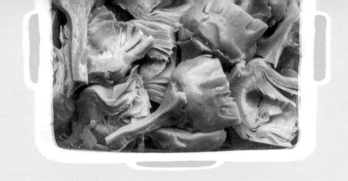

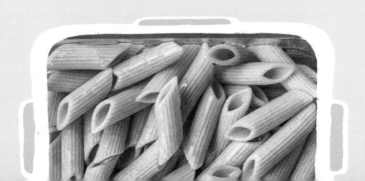

SEMANA 2

LUNES	MARTES	MIÉRCOLES	JUEVES	VIERNES	SÁBADO	DOMINGO
ALCACHOFAS BURGER PATATA	COLIRROZ HUEVO PAN	GAZPACHO TEMPEH PAN	COLIRROZ BURGER QUINOA	ESCALIVADA ANCHOA PAN	ALCACHOFAS TEMPEH PATATA	COLIRROZ HUEVO PAN
GAZPACHO HUEVO PAN	ESCALIVADA ANCHOA PATATA	ENSALADA MOZZARELLA PASTA	ALCACHOFAS GAMBAS PAN	COLIRROZ HUEVO PAN	ENSALADA ANCHOAS PAN	GAZPACHO BURGER PATATA

Cena

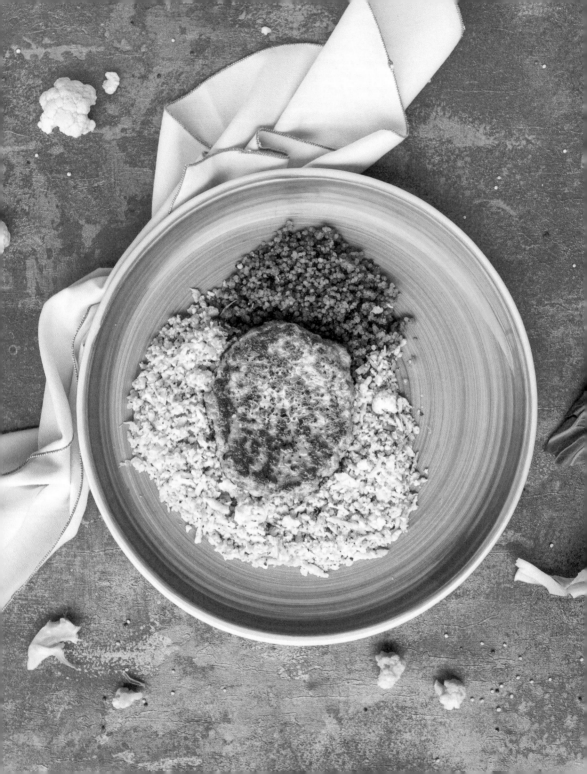

COLIRROZ

 Ingredientes por persona/ración

- 250 g de arbolitos de coliflor cruda
- 80 g de quinoa
- 1 hamburguesa de pechuga de pavo sin grasa

 10 minutos

Elaboración

Con la ayuda de un rallador, rallamos la coliflor cruda hasta que quede en punto de arroz y salteamos en la sartén con una gota de aceite.

Ya estaría listo, pero podemos darle sabor con ajo en polvo o albahaca en polvo.

Para cocer la quinoa, ponemos el doble de agua que de quinoa y hervimos a fuego medio hasta que el agua se evapore.

Podemos servirla con una hamburguesa de pechuga de pavo sin grasa como fuente de proteína (ver la receta de hamburguesa en la página 131).

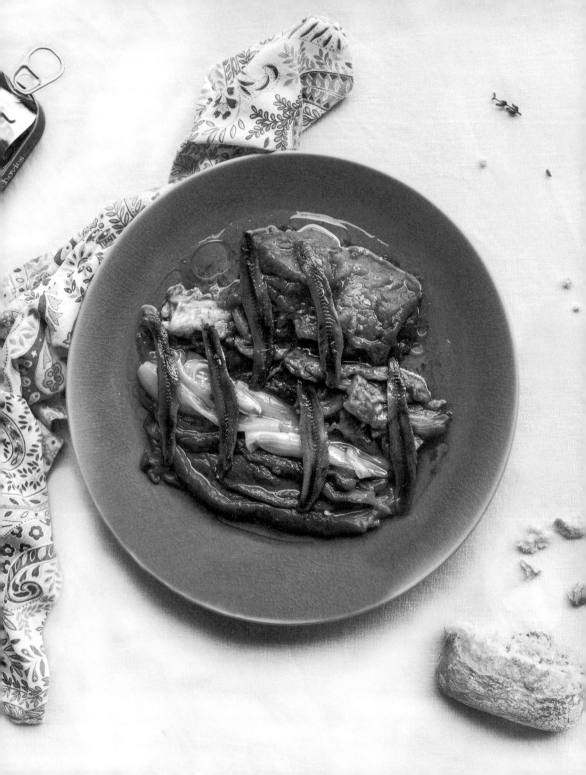

ESCALIVADA

 Ingredientes
4 personas/raciones

- 2 berenjenas
- 2 pimientos rojos
- 3 cebolletas
- 2 tomates
- aceite de oliva virgen extra
- sal gruesa

 90 minutos

Elaboración

Pinchamos las berenjenas y los pimientos limpios con un cuchillo y cortamos las cebolletas por la mitad. Colocamos todo en una bandeja de horno y embadurnamos con aceite y una pizca de sal. Lo asamos todo menos los tomates durante 1 hora a 170 °C. Después damos la vuelta a las verduras, añadimos los tomates y dejamos asar durante media hora más.

Sacamos la bandeja, la tapamos con papel de horno y dejamos enfriar. Una vez frío, pelamos los pimientos, las berenjenas y los tomates y añadimos un poco de aceite de oliva virgen extra en crudo. Opcionalmente, como en la imagen, podemos complementar el plato con unas anchoas de lata.

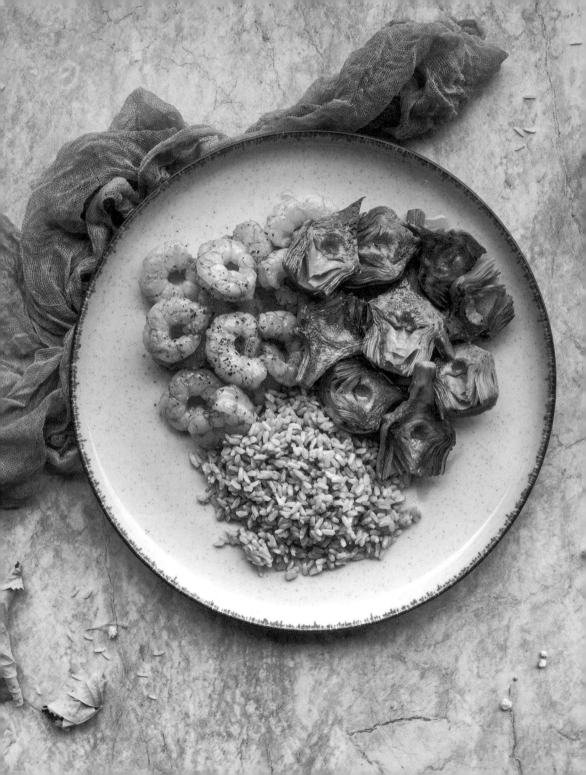

ALCACHOFAS

 Ingredientes
por persona/ración

- 500 g de alcachofas
- 150 g de gambas
- 50 g de arroz

 30 minutos

Elaboración

Ponemos agua con sal a hervir en una olla grande con tapa. Una vez que hierva, añadimos las alcachofas sin pelar y sin manipular. Con la ayuda de una tapa o un colador que las mantenga bajo el agua, dejamos cocer unos 25 minutos.

Retiramos el agua y pasamos las alcachofas a un bol con agua muy fría o con hielo. Cuando estén atemperadas, pelamos las hojas exteriores hasta que queden las alcachofas con un color uniforme y cortamos las puntas. Con la ayuda de una puntilla retocamos la base de las alcachofas y las partimos por la mitad.

Salteamos con ajo y perejil las gambas. Servimos junto al arroz cocido y las alcachofas.

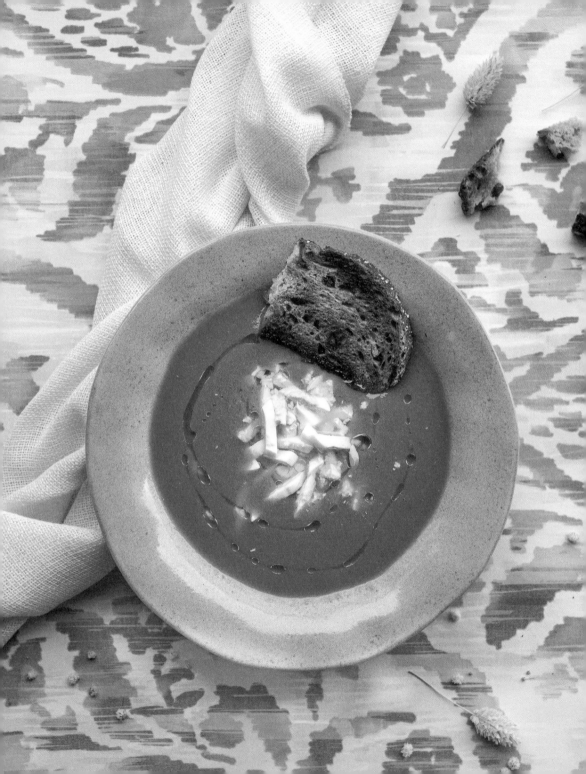

GAZPACHO

 Ingredientes

4 personas/raciones

- ½ kg de tomate muy maduro
- ½ pimiento verde
- 1 diente de ajo
- ½ pepino (opcional)
- 1 dl de aceite de oliva
- 4 cucharadas de vinagre de vino
- 1 rebanada de pan
- sal fina

 20 minutos

Elaboración

Escaldamos y pelamos los tomates, añadimos el pimiento verde, el ajo, el pepino, el aceite, el vinagre y el pan pasado por agua para que esté blando y trituramos bien.

Corregimos de sal, pasamos el puré por el chino y dejamos enfriar al menos 2 horas antes de consumir.

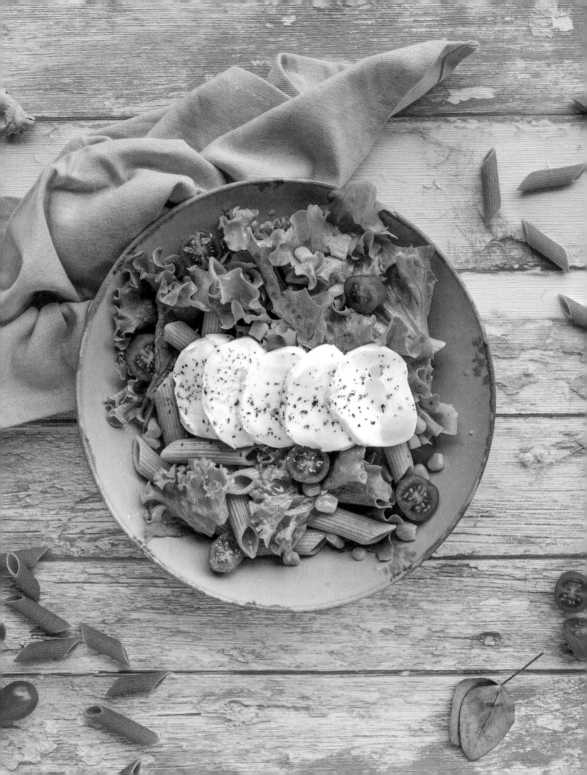

ENSALADA CON MOZZARELLA

 Ingredientes
por persona/ración

- 125 g de mozzarella fresca
- lechuga
- 1 lata de maíz sin azúcar
  añadido
- macarrones integrales
- tomatitos cherries
- orégano
- aceite de oliva virgen extra
- vinagre
- sal

 10 minutos

Elaboración

Troceamos los tomates por la mitad y también la mozzarella, escurrimos el maíz y añadimos la pasta cocida a un bol junto con el resto de ingredientes. Aliñamos al gusto.

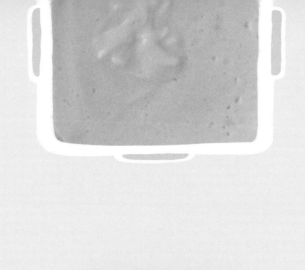

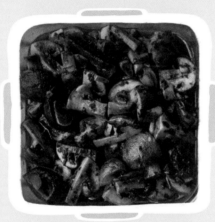

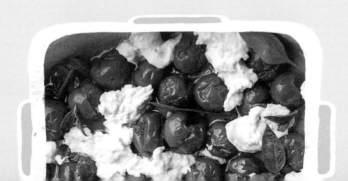

SEMANA 3

	LUNES	MARTES	MIÉRCOLES	JUEVES	VIERNES	SÁBADO	DOMINGO
Comida	PURÉ DE COLIFLOR SOLOMILLO DE CERDO PATATA	ENSALADA MEJILLONES DE LATA ARROZ	CHAMPIS AJO PEREJIL SOLOMILLO DE CERDO PASTA	PURÉ DE COLIFLOR GARBANZOS CON PIMENTÓN PAN	ENSALADA GARBANZOS	CHAMPIS AJO PEREJIL SOLOMILLO DE CERDO PAN	ENSALADA MERLUZA PATATA
Cena	CHERRIES CON ALBAHACA MOZZARELLA PAN	ESPÁRRAGOS BLANCOS CON VINAGRETA HUEVO COCIDO PATATA	CHERRIES CON ALBAHACA MEJILLONES DE LATA PAN	CHAMPIS AJO PEREJIL HUEVO POCHÉ PAN	ESPÁRRAGOS BLANCOS CON VINAGRETA MERLUZA PATATA	PURÉ DE COLIFLOR TORTILLA FRANCESA PAN	ESPÁRRAGOS BLANCOS CON VINAGRETA MEJILLONES PAN

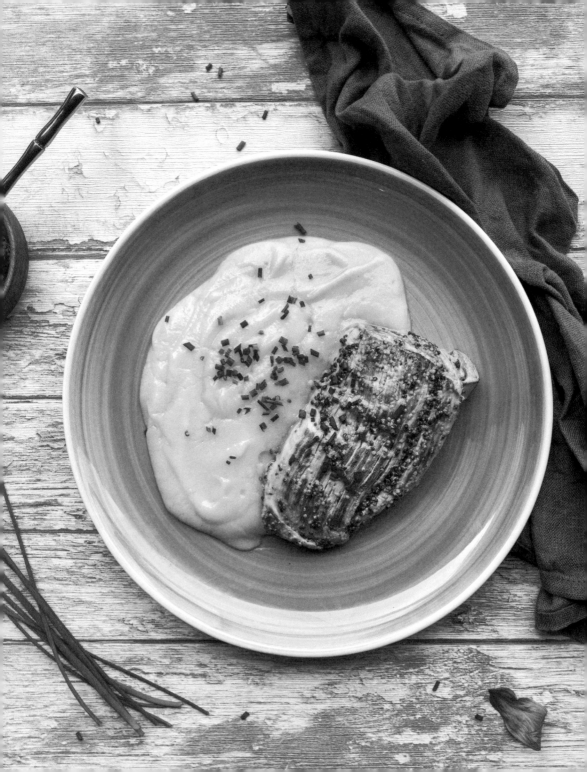

PURÉ DE COLIFLOR

Ingredientes
por persona/ración

- 1 patata pequeña
- 200 g de coliflor
- sal
- pimienta
- aceite de oliva virgen extra
- 150 g de solomillo fresco de cerdo
- mostaza antigua

15 minutos en olla exprés

Elaboración

En una olla exprés ponemos la patata y la coliflor troceadas con una cucharada de aceite. Dejamos que se doren unos minutos para realzar el sabor. Después, salpimentamos y añadimos la pimienta negra molida y la sal al gusto. Cubrimos con agua, cerramos la olla y ponemos el fuego al máximo.

Cuando la olla silbe bajamos el fuego a la mitad y dejamos cocer durante 15 minutos. Una vez fría, abrimos la olla, retiramos el exceso de líquido y trituramos para hacer el puré.

Sellamos el solomillo a fuego fuerte, le untamos mostaza antigua y lo asamos al horno precalentado a 200 °C durante 15 minutos.

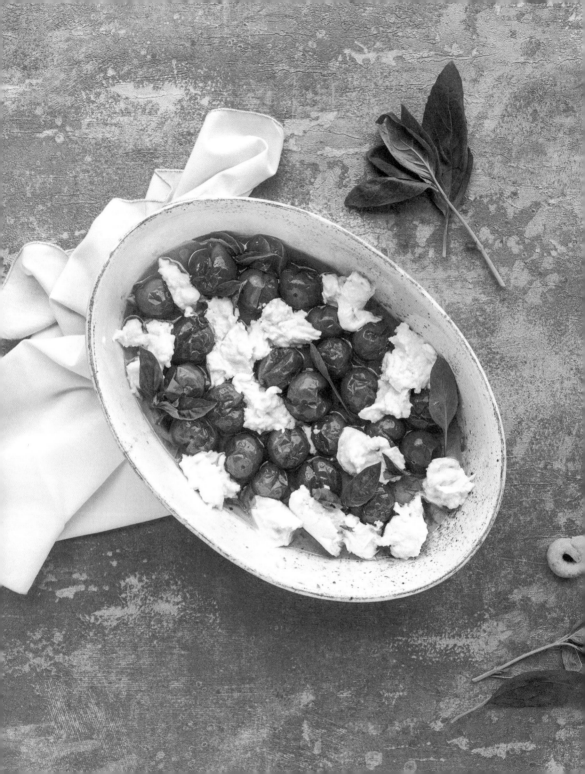

CHERRIES CON ALBAHACA FRESCA Y MOZZARELLA

 Ingredientes para
2 personas/raciones

- 400 g de cherries
- albahaca fresca
- 125 g de mozzarella fresca
- aceite de oliva virgen extra
- 3 dientes de ajo

 30 minutos

Elaboración

Picamos el ajo y, con un chorro de aceite, lo ponemos en un recipiente apto para el horno; colocamos los cherries limpios. Los dejamos asar durante 30 minutos a 180 °C.

Cuando estén listos, servimos con albahaca fresca y la mozzarella fresca.

¿Sabías que la mozzarella fresca es una buena opción proteínica? Nos aporta, cada 100 g, 28 g de proteína completa. Es además una buena fuente de calcio y fósforo, tan importantes para la salud ósea y dental, y también es rica en hierro y antioxidantes.

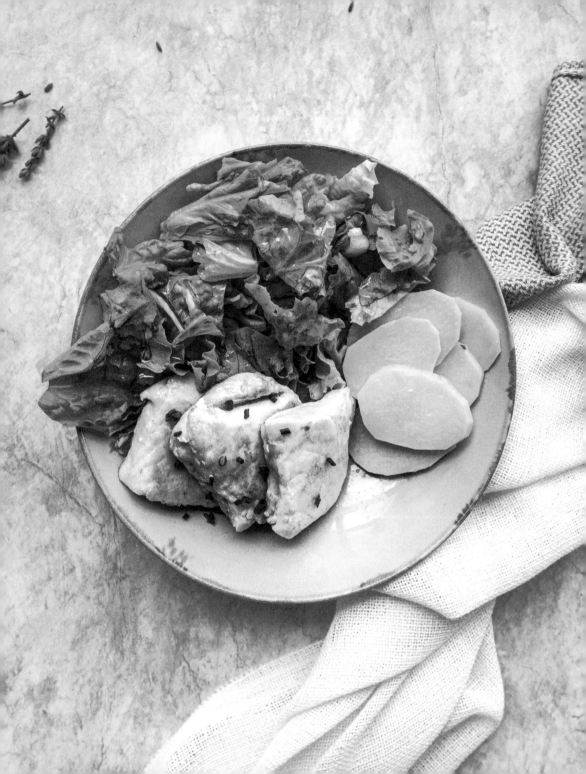

MERLUZA CON PATATAS Y LECHUGA

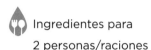 Ingredientes para
2 personas/raciones

- 200 g de merluza limpia
- 120 g de patata
- lechuga
- perejil

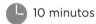 10 minutos

Elaboración

Pelamos y cortamos la patata en rodajas de 1 cm de grosor. Si no tenemos un recipiente apto para microondas, podemos poner las rodajas de patata en un plato entre dos trozos de papel film y un poco de aceite y cocerlas 5 minutos a máxima potencia.

Para preparar la merluza al microondas, ponemos las piezas de merluza con un poco de aceite en un recipiente tipo Pyrex y añadimos agua hasta cubrir el fondo. El nivel del agua nunca debe superar la mitad de la pieza de pescado. Lo asamos 5 minutos a máxima potencia en microondas. Una vez fuera, añadimos el perejil.

Lavamos y aliñamos la lechuga y lo servimos todo junto, como se muestra en la imagen.

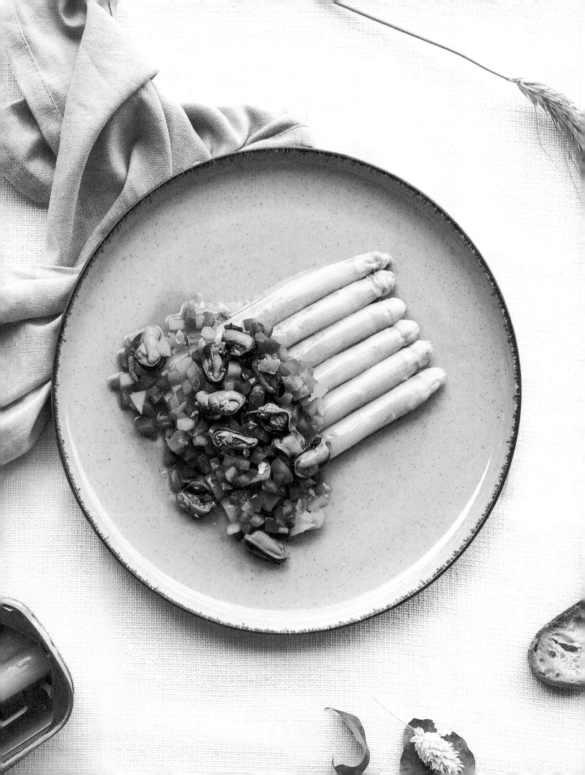

ESPÁRRAGOS CON VINAGRETA DE PIMIENTOS Y MEJILLONES

 Ingredientes para
2 personas/raciones

- 1 lata de espárragos
- 1 lata de mejillones
- ½ pimiento amarillo
- ½ pimiento rojo
- 1 cebolleta
- aceite de oliva virgen extra
- vinagre
- sal

 5 minutos

Elaboración

Para la vinagreta, cortamos en dados los pimientos y la cebolleta y añadimos los mejillones a un bol. Dejamos que macere 10 minutos con una medida de aceite por dos de vinagre y una pizca de sal. Añadimos los espárragos.

Los enlatados y embotados pueden ayudarnos mucho con la planificación semanal. Los que están preparados a partir de ingredientes de buena calidad son una opción más que útil para las cenas rápidas: conservas de verdura como los espárragos, las judías verdes o los pimientos nos ayudan a completar la fuente de verdura diaria sin renunciar a la calidad nutricional del plato.

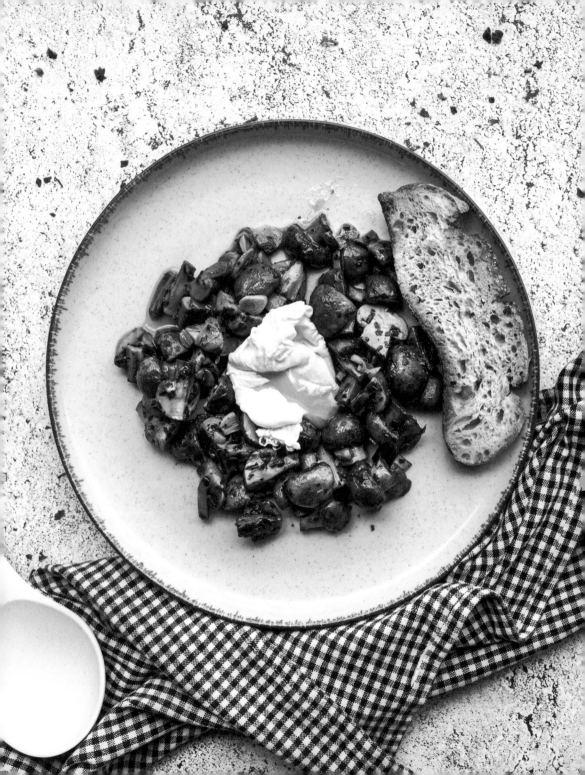

CHAMPIÑONES AL AJILLO

 Ingredientes para
2 personas/raciones

- 500 g de champiñones
- 5 dientes de ajo
- perejil fresco
- aceite de oliva virgen extra
- ½ copa de vino blanco
- sal
- 2 huevos
- vinagre

 20 minutos

Elaboración

Troceamos los champiñones en cuatro trozos y picamos el ajo y el perejil. En una sartén con aceite de oliva virgen extra, añadimos el ajo y luego los champiñones y el vino. Los doramos y antes de retirar del fuego añadimos el perejil fresco.

Prepararemos el huevo poché de la siguiente manera: en una cazuela con agua hirviendo y vinagre, una vez apagado el fuego, le daremos vueltas con ayuda de una cuchara para que el movimiento favorezca que la clara se cierre en torno a la yema.

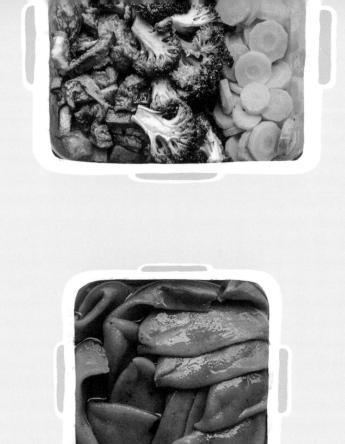

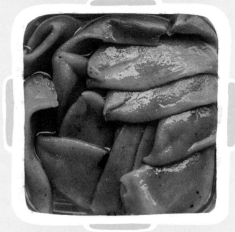

SEMANA 4

Comida

LUNES	MARTES	MIÉRCOLES	JUEVES	VIERNES	SÁBADO	DOMINGO
GAZPACHO DE MELÓN POLLO PLANCHA ARROZ	VERDURA ASADA REQUESÓN PASTA	ENSALADA LENTEJAS ARROZ	PIMIENTOS ROJOS ASADOS SARDINAS DE LATA PAN	ENSALADA LENTEJAS QUINOA	GAZPACHO DE MELÓN GALLO ASADO PATATAS	VERDURA ASADA HUEVO Y JAMÓN PAN
SETAS CON AJO Y PEREJIL HUEVO Y JAMÓN PATATA	PIMIENTOS ROJOS ASADOS BURGER DE TERNERA PATATA	GAZPACHO DE MELÓN HUEVO COCIDO Y JAMÓN PAN	SETAS CON AJO Y PEREJIL GALLO PLANCHA PATATAS	VERDURA ASADA BURGER DE TERNERA PAN	PIMIENTOS ROJOS ASADOS POLLO PLANCHA PAN	SETAS CON AJO Y PEREJIL QUESO FETA PASTA

Cena

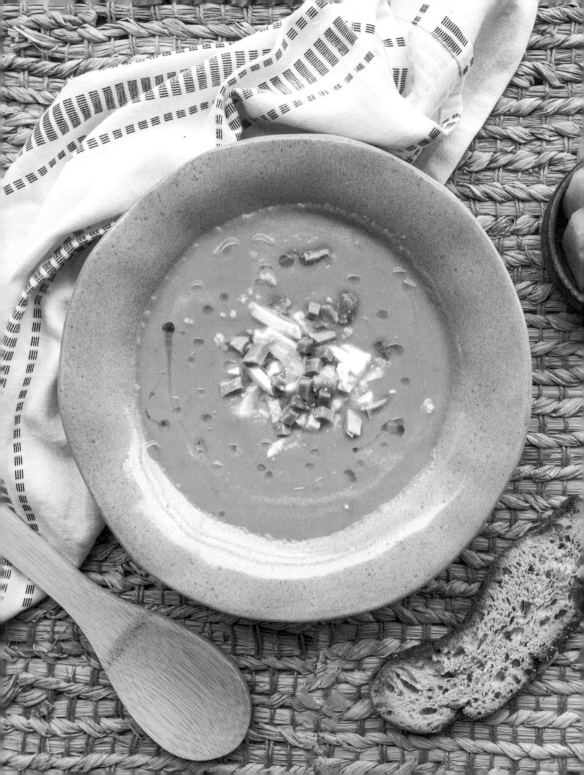

GAZPACHO DE MELÓN

 Ingredientes para
4 personas/raciones

- 700 g de melón
- 1 diente de ajo pequeño
- 100 g de cebolleta
- 60 g de pimiento verde
- pepino al gusto
- 4 cucharadas soperas
  de aceite de oliva virgen extra
- 1 rebanada de pan

20 minutos

Elaboración

En un recipiente ponemos el melón, el ajo, la cebolleta, el pimiento, el pepino, el aceite y el pan pasado por agua para que esté blando y trituramos bien.

Corregimos de sal, pasamos el puré por el chino y dejamos enfriar al menos 2 horas antes de servir.

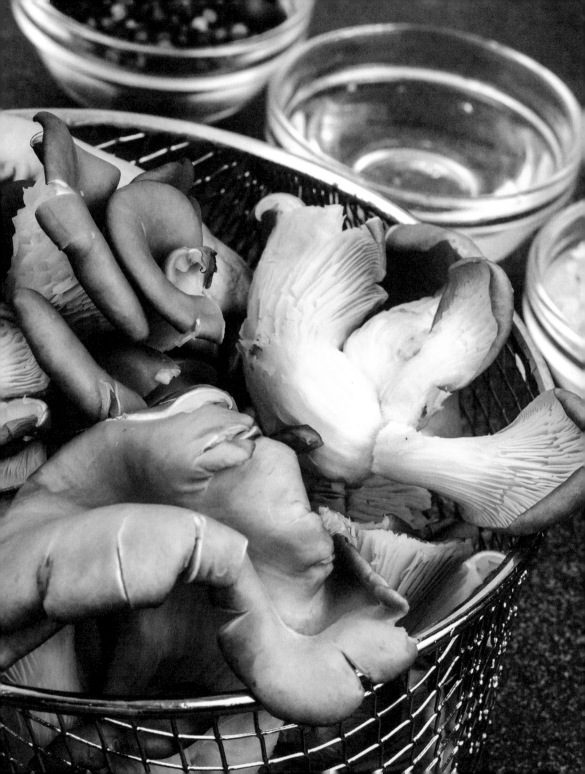

SETAS CON AJO

 Ingredientes para
2 personas/raciones

- 600 g de setas tipo ostra
- ajo
- perejil
- aceite de oliva virgen extra
- sal

 40 minutos

Elaboración

En una bandeja de horno, ponemos una lámina de papel apto para horneado. Cubrimos con una fina capa de aceite y colocamos las setas. Encima agregamos el ajo y el perejil picado con más aceite. En horno precalentado a 180 °C, dejamos asar durante 30 minutos.

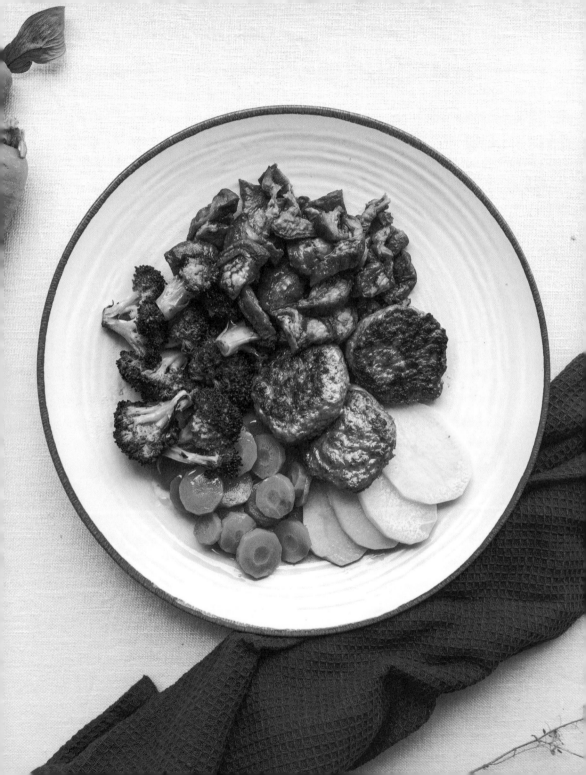

HAMBURGUESAS CASERAS

 Ingredientes para
6 personas/raciones

- 1 kg de carne picada sin grasa
- 6 patatas
- 3 zanahorias
- 500 g de brócoli
- 2 claras de huevo
- 100 ml de leche
- perejil
- ajo
- sal

 30 minutos

Elaboración

Para cocinar la verdura, la ponemos sin piel y tro-
ceada en el horno precalentado a 180 °C, sobre una
bandeja con papel de horno. El tiempo de horneado
puede ser variable. Para asegurarnos de que está al
punto que queremos, pincharemos la patata con un
tenedor.

Mezclamos la carne con todos los condimentos de
manera homogénea y tapamos con papel film, guar-
dando la mezcla en la nevera durante al menos 3 h.

Pasado ese tiempo, ya estará lista la mezcla para
formar las hamburguesas y cocinarlas a la plancha.

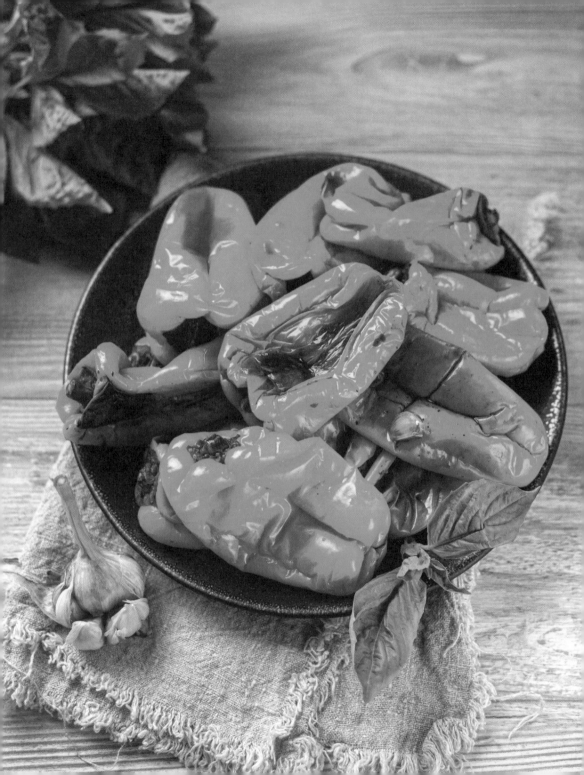

PIMIENTOS ROJOS

 Ingredientes para
4 personas/raciones

- 8 pimientos rojos
- 3 dientes de ajo

 1 hora

Elaboración

En una sartén con aceite añadimos el ajo picado y los pimientos y cocinamos a fuego medio hasta que estén tiernos.

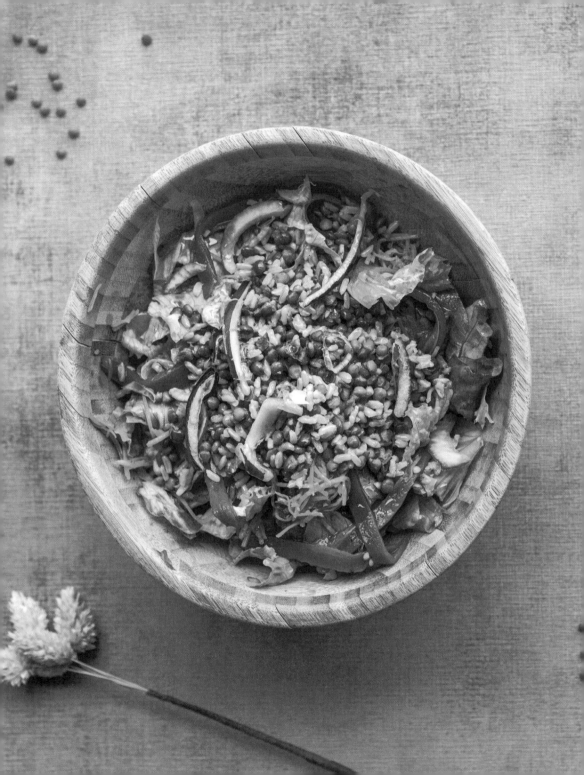

ENSALADA DE LENTEJAS

 Ingredientes para

1 ración/persona

- 150 g de lentejas de bote
- 40 g de arroz basmati cocido
- ½ zanahoria rallada
- ½ cebolla morada
- 3 pimientos rojos
- lechuga
- aceite de oliva virgen extra
- vinagre
- sal

 10 minutos

Elaboración

Troceamos los pimientos en tiras y picamos la cebolla morada. En un bol, mezclamos con el resto de ingredientes y aliñamos al gusto.

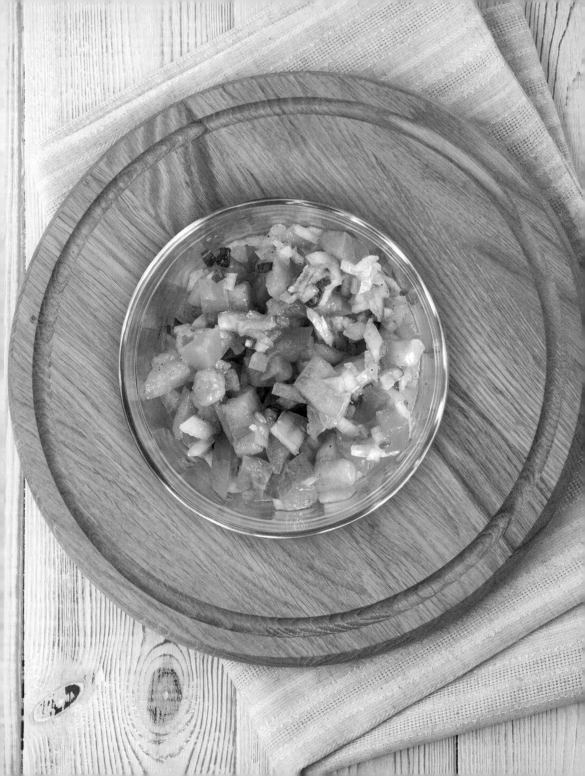

VINAGRETA DE PIMIENTOS

 Ingredientes para
4 personas/raciones

- 2 pimientos rojos
- 1 tomate
- 1 cebolla
- 12 cucharadas soperas
  de aceite
- 5 cucharadas soperas
  de vinagre de vino
- una pizca de sal

 20 minutos

Elaboración

Picamos finamente los pimientos, el tomate y la cebolla y añadimos el aceite, el vinagre y la sal. Mezclamos bien y lo dejamos reposar al menos 1 hora antes de comer.

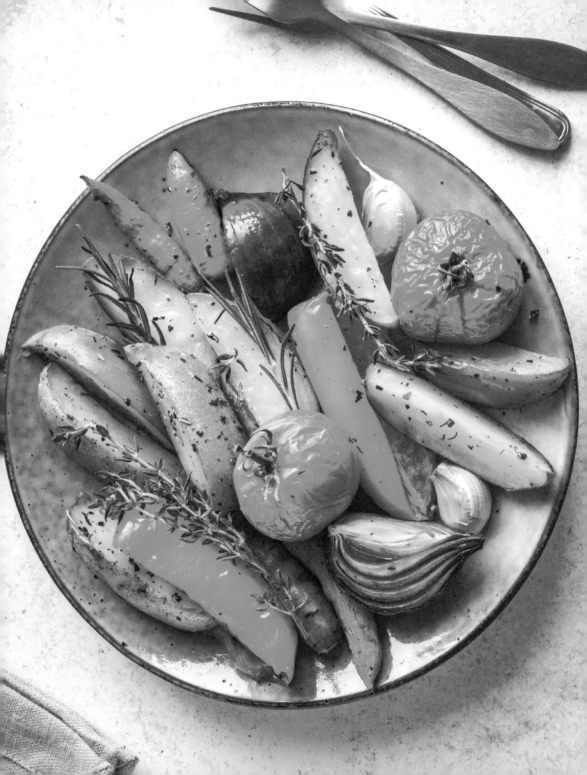

VERDURAS AL HORNO

 Ingredientes para
4 personas/raciones

(podemos usar las verduras que
queramos)
- 8 tomates
- 5 zanahorias
- 3 patatas
- 8 dientes de ajo
- 2 cebollas
- 1 manojo de romero
- aceite de oliva virgen extra

 30 minutos

Elaboración

Pelamos y troceamos las verduras y las patatas y las colocamos en una bandeja de horno con aceite y sal.

Las asamos durante 30 minutos en el horno precalentado a 180 °C.

«Para viajar lejos no hay mejor nave que un libro».

Emily Dickinson

Gracias por tu lectura de este libro.

En **penguinlibros.club** encontrarás las mejores
recomendaciones de lectura.

Únete a nuestra comunidad y viaja con nosotros.

penguinlibros.club

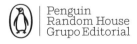

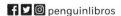 penguinlibros